Ines Ehmer
Michael Herbert

Probleme im Intimbereich

Dr. med. Ines Ehmer
Prof. Dr. med. Michael Herbert

Probleme im Intimbereich
... damit müssen Sie nicht leben

Ärztlicher Ratgeber

bei Beschwerden, Erkrankungen und Schmerzen
der äußeren weiblichen Geschlechtsorgane und der Scheide

Ursachen, Diagnosen, schulmedizinische und alternative Therapien,
Selbsthilfemöglichkeiten und Vorbeugung

Mit Selbsttest!

4., komplett überarbeitete und erweiterte Auflage

ZUCKSCHWERDT
W. Zuckschwerdt Verlag
München

Vorbemerkung

Dieses Buch beschreibt den zum Zeitpunkt der Drucklegung aktuellen Wissensstand zum Thema Beschwerden und Schmerzen im Intimbereich. Es ist als allgemeine Informationsquelle gedacht, nicht als Ersatz für den medizinischen Rat und die Behandlung durch Ihren Arzt. Ihr Arzt entscheidet gemeinsam mit Ihnen, welche Diagnose- und Therapiemaßnahmen für Sie individuell am besten geeignet sind! Die Autoren und der Verlag sind daher nicht verantwortlich für Fehler oder Konsequenzen, die sich aus der Anwendung der beschriebenen Maßnahmen ergeben.

Wenn von Ihrem Arzt oder Therapeuten die Rede ist, ist selbstverständlich auch Ihre Ärztin oder Therapeutin gemeint. Namen und Umstände aller beschriebenen Patientinnenberichte wurden verändert.

Titelbild: digitalstock (mod.)
Grafiken: S. 13, 18, 113, 114, 126, 127, 140 © LOGO-Grafik Cornelia Menichelli, München und W. Zuckschwerdt Verlag GmbH, Germering

Bibliografische Information Der Deutschen Nationalbibliothek
Die Deutsche Nationalbibliothek verzeichnet diese Publikation in der Deutschen Nationalbibliografie; detaillierte bibliografische Daten sind im Internet über http://dnb.d-nb.de abrufbar.

(www.zuckschwerdtverlag.de)
Printed in Germany by Kössinger AG, D-84069 Schierling
ISBN 978-3-86371-187-0

Vorwort

Liebe Leserinnen, liebe Leser,

zu dieser neuen, komplett überarbeiteten 4. Auflage des Buches „Probleme im Intimbereich“ von Dr. Ines Ehmer und Prof. Dr. Michael Herbert darf ich das Vorwort schreiben. Es ist eine Ehre für mich! Denn dieses Buch mit all dem darin enthaltenen Wissen kann tatsächlich einen schmerzvollen Leidensweg beenden und ein Leben verändern.

Fast jede Frau hat während ihres Lebens mindestens einmal kleinere oder auch größere Probleme im Intimbereich. Es handelt sich also um ein häufiges Problem und dennoch ist es ein Tabuthema – in allen Gesellschaftsschichten, in Fachkreisen, ja sogar bei langjährig Betroffenen, egal welchen Alters.

Mit diesem Buch ist es den beiden Autoren, Dr. Ines Ehmer und Prof. Dr. Michael Herbert gelungen, einen komplizierten und mit viel Unkenntnis und Scham überladenen Sachverhalt in klaren Worten für jede und jeden verständlich zu beschreiben. Wir alle, Patientinnen, Angehörige und ärztlich tätige Kollegen und Kolleginnen können den beiden Autoren nur dankbar sein dafür.

Interstitielle Zystitis und Vulvodynie sind wenig erforschte und wenig beachtete Krankheitsbilder, die auf körperlichen Ursachen beruhen und nicht mit „psychischer Überlagerung“ abgewiegelt werden dürfen.

Der Leidensweg der Einzelnen ist fast immer lang, extrem schmerzhaft und belastend und oftmals trostlos. Umso mehr bietet dieses Manual die Chance, sich fundiertes Wissen anzueignen, Erfahrungen mit anderen Betroffenen auszutauschen und wieder hoffnungsvoll in die Zukunft zu blicken. Es gibt Therapiekonzepte, es gibt Hilfe, es gibt Auswege, es gibt Selbsterfahrungsgruppen. Hier werden Patientinnen ernst genommen und mit Respekt und Verständnis behandelt und unterstützt. In diesem Buch finden Sie ein hervorragend recherchiertes Nachschlagewerk, ein Fachbuch, das für alle verständlich geschrieben ist, Rat und Tipps, Hinweise und Adressen.

Dafür gebührt Dr. Ehmer und Prof. Dr. Herbert großer Dank!

Dr. med. Gabriele Berroth

Inhalt

Einleitung

Dieses Manual ist ein Handbuch für Frauen, in dem Sie sich informieren können

- zum Aufbau und zur Funktionsweise der Intimregion,
- zu den wichtigsten Erkrankungen mit Diagnose und Therapie und
- zu Selbsthilfemöglichkeiten.

Sie können das Manual von vorne bis hinten durchlesen oder es als Nachschlagewerk zu einzelnen Themen gezielt in Anspruch nehmen, wenn zum Beispiel bereits eine Diagnose vorliegt. Sie können aber auch nachlesen, welche Ursachen für bestimmte Symptome verantwortlich sein können. Sie finden eine Auflistung der wichtigsten Symptome ab Seite 3. Daneben sind die jeweiligen Seiten vermerkt, auf denen Erkrankungen mit diesem Symptom beschrieben werden. Der erste Teil des Buches behandelt die normale Funktionsweise und die wichtigsten Störungen und Erkrankungen im Intimbereich; im zweiten Teil des Buches werden die Erkrankungen beschrieben, bei denen Schmerzen in dieser Körperregion im Vordergrund stehen. Zum besseren Verständnis empfiehlt es sich, auf jeden Fall zunächst die Kapitel über Anatomie und normale Funktion des Intimbereichs durchzulesen.

In diesem Ratgeber werden Sie immer wieder die Abkürzung „V“ finden, zum Beispiel „V-Manual“ oder „V-Bereich“. Wofür steht „V“? Es gibt darauf mehrere Antworten. „V“ ist schon seit alten Zeiten das Symbol für Weiblichkeit. Aus gesundheitlicher und medizinischer Sicht sind damit ganz wesentliche weibliche Körperteile gemeint, die alle mit „V“ beginnen: Vagina, Vulva und Vestibulum – Begriffe, von denen Ihnen vermutlich nur einer, nämlich die als Vagina bezeichnete Scheide, bekannt ist. Die beiden anderen Begriffe bezeichnen die Bereiche der äußerlich sichtbaren weiblichen Geschlechtsorgane.

Mindestens so wenig bekannt wie die Namen sind die genauen Funktionen dieser Bereiche. Kaum eine Frau weiß wirklich Bescheid über das, was „da unten“ normalerweise geschieht oder darüber, welche vielfältigen Störungen vorhanden sein können. Hinter längst nicht allen Beschwerden wie Jucken, Rötungen oder Ausfluss beispielsweise steckt eine Pilzinfektion! Fast jede Frau leidet im Laufe ihres Lebens mehr oder weniger häufig an derartigen unangenehmen Symptomen im Intimbereich. Umso wichtiger ist es, diesen zentralen Bereich des weiblichen Körpers kennenzulernen. Noch weitaus belastendere Störungen sind Schmerzen im V-Bereich, die das gesamte

Leben – oder zumindest Bereiche wie die Sexualität – massiv beeinträchtigen können und die nicht selten unerkannt oder unzureichend behandelt bleiben. Diese – meist brennenden – Schmerzen werden als Vulvodynie bezeichnet. Machen Sie den Selbsttest ab Seite 90: Sind Sie von Vulvodynie betroffen?

Lesen Sie,

- was dahinter steckt,
- welche diagnostischen und therapeutischen Möglichkeiten es gibt und
- was Sie selbst tun können.

Der V-Bereich ist auch in unserer aufgeklärten Zeit noch immer ein Tabu und viele Frauen fühlen sich mit ihren Symptomen allein gelassen. Denkt man an die Beschwerden oder Schmerzen in diesem Körperbereich, ist das oft mit negativen Empfindungen verbunden, und etliche Begriffe, die auch mit „V" beginnen, können damit in Zusammenhang gebracht werden wie zum Beispiel

- Verborgenheit: „Darüber" wird nicht gesprochen,
- Vermeidung: Vieles, was den V-Bereich betrifft, wird umgangen,
- Verlust: Manche Frauen verlieren aufgrund der Beschwerden oder Schmerzen einen Teil ihres Selbstwertgefühls.

Manchmal reichen die Folgen von V-Problemen bis hin zu:

- Vereinsamung: Rückzug aus immer mehr sozialen Bereichen,
- Verzicht: zum Beispiel auf Sexualität, oder
- Verzweiflung: Gefühle der Ausweglosigkeit, vor allem bei Schmerzen.

Das muss nicht sein!

In diesem Handbuch erfahren Sie, wie Sie stattdessen zum Beispiel durch

- Vertrautheit mit Ihrem Körper und
- Vorbeugung weiterer Schädigungen eine
- Veränderung zum Positiven herbeiführen können, die Ihnen wieder zu mehr
- Vitalität und neuer Lebensqualität verhilft.

Lernen Sie Ihre speziell weiblichen Körperbereiche kennen und informieren Sie sich über die Ursachen und Therapiemöglichkeiten für Ihre Beschwerden und Schmerzen! Wissen ist Macht, in diesem Fall die Macht, gesund zu werden und zu bleiben.

Symptome und mögliche Ursachen

Im Folgenden finden Sie eine Auflistung möglicher Symptome im V-Bereich mit Angabe von Erkrankungen, die das jeweilige Symptom verursachen können.

Ausfluss

Bakterielle Vaginose ab Seite 52
Chlamydien ab Seite 56
Desquamative entzündliche Vaginitis Seite 75
Gonorrhö Seite 57
Hefepilzinfektion ab Seite 39
Mobiluncus vaginalis ab Seite 74
Streptokokken-Vaginitis Seite 74
Trichomonaden ab Seite 59

Bläschen

Gürtelrose ab Seite 66
Herpes genitalis ab Seite 62
Sperma-Allergie ab Seite 80

Blutungsstörungen

Chlamydien ab Seite 56

Brennen

Chlamydien ab Seite 56
Hefepilzinfektion ab Seite 39
Lichen planus ab Seite 84
Lichen sklerosus ab Seite 82
Vulvodynie ab Seite 94

Einrisse und/oder Hautabschürfungen

Genitalfissuren Seite 106
Lichen planus ab Seite 84
Lichen sklerosus ab Seite 82

Geruchsveränderungen

Geschlechtsverkehr: Beschwerden oder Schmerzen

Hautveränderungen

Jucken

Rötung

Schmerzen im V-Bereich

Hefepilzinfektion ab Seite 39
Vulvodynie ab Seite 94

Schwellung

Bartholinische Zyste Seite 88

Trockenheit

Atrophische Vaginitis Seite 73

Unterbauchschmerzen

Chlamydien ab Seite 56
Vulvodynie ab Seite 94

Warzen

Humanes Papillomvirus ab Seite 68
Wasserwarzen Seite 88

Wasserlassen: Beschwerden oder Schmerzen

Chlamydien ab Seite 56
Herpes genitalis ab Seite 62
Trichomonaden ab Seite 59
Vulvodynie ab Seite 94

Teil 1
Die V-Region: Normale Abläufe und häufige Erkrankungen

Kapitel 1
Beschwerden im V-Bereich

Beschwerden im V-Bereich sind der häufigste Grund, weshalb Frauen ihren Gynäkologen aufsuchen. Meistens vermuten sie selbst eine Infektion. 75 % aller Frauen machen irgendwann in ihrem Leben eine Pilzinfektion durch, noch mehr Frauen leiden ein- oder mehrmals an sogenannter bakterieller Vaginose.

Tausende Tuben mit Anti-Pilz-Cremes oder Antibiotika werden aus diesen Gründen täglich in den Apotheken abgegeben, nicht immer berechtigt. Grundlage für eine solche Verordnung muss eine exakte Diagnose sein (siehe ab Seite 32).

Obwohl praktisch jede Frau irgendwann unter V-Beschwerden leidet, wird diesem Bereich nach wie vor erstaunlich wenig Beachtung geschenkt. 1969 erschien ein medizinisches Lehrbuch, geschrieben von zwei amerikanischen Wissenschaftlern, unter dem Titel „Gutartige Erkrankungen von Vulva und Vagina", in dem erstmals wirklich grundlegende Aussagen zu diesem Körperbereich gemacht wurden.

Der sogenannte Intimbereich ist – wie der Name besagt – etwas, mit dem die Frau „intim" ist oder sein sollte. Auch heute besteht aber nach wie vor eine Diskrepanz zwischen der – scheinbaren – Offenheit im Umgang mit Sexualität und dem Wissen um den Körper und seine Funktionen. Immer noch viel zu wenige Frauen wissen wirklich über „ihre" V-Region Bescheid.

Fallbeispiele

Die folgenden vier Fallbeispiele beziehen sich auf V-Beschwerden, die häufig auftreten oder zumindest so bekannt sind, dass sie rasch erkannt, behandelt und oft geheilt werden können.

Kathrin, 21 Jahre

Kathrin wusste nicht, was plötzlich geschehen war. Bereits am Tag zuvor hatte sie ihre Scheide und den umgebenden Bereich als gereizt empfunden. Heute wurde sie von einem ständigen Juckreiz gequält, sie fühlte sich „geschwollen" und in ihrem Slip bemerkte sie ungewöhnlichen, weißlich-krümeligen Ausfluss. Voller Angst, dass das womöglich mit ihrem neuen Freund zu tun haben könnte, mit dem sie vor Kurzem das erste Mal Sex hatte, und mit dem dringenden Wunsch, dieses Jucken zu stoppen, suchte sie sofort ihren Frauenarzt auf. Nachdem ihr Arzt sie untersucht und einige Tests gemacht hatte, sagte er ihr, sie habe eine Pilzinfektion und verordnete eine Creme und Scheidenzäpfchen. Nie hätte Kathrin gedacht, dass eine Pilzinfektion derartige Beschwerden verursachen kann! Glücklicherweise dauerte es nicht lange, bis der Juckreiz unter dieser Behandlung nachließ. Kathrin hält sich seither an die Ratschläge, die ihr Arzt ihr zur Vermeidung von Pilzinfektionen gab (Ausführungen zu Hefepilzinfektionen siehe ab Seite 39).

Sophia, 34 Jahre

Sophia hatte schon einige Pilzinfektionen durchgemacht und war sich sicher, dass eine solche auch diesmal hinter dem leichten Jucken, der Rötung um die Scheide herum und dem leichten Brennen beim Wasserlassen steckte. Da sie noch eine halbe Tube Creme von der Behandlung der letzten Pilzinfektion zu Hause hatte, begann sie mit der Selbsttherapie. Aber diesmal blieben die Beschwerden unverändert, sodass sie nach fünf Tagen doch ihre Frauenärztin aufsuchte. Diese veranlasste einige Tests und es stellte sich heraus, dass Chlamydien die Ursache waren. Es handelte sich also um eine sexuell übertragbare Erkrankung. Sophia und ihr Partner mussten für einige Zeit ein spezielles Antibiotikum einnehmen (Ausführungen zu Chlamydien siehe ab Seite 56).

Jennifer, 29 Jahre

Jennifer freute sich sehr auf ihr erstes Kind. Seit einigen Tagen fühlte sie sich „unten herum“ nicht wohl, leichtes Brennen, eine leichte Rötung, und was am unangenehmsten war, ein fischartiger Geruch des seit der Schwangerschaft ohnehin vermehrten Ausflusses. Extra den Frauenarzt aufsuchen wollte sie deshalb aber nicht und wartete den nächsten routinemäßigen Vorsorgetermin ab. Als der Frauenarzt den Scheidenabstrich unter dem Mikroskop angesehen hatte, erklärte er ihr, dass sie eine sogenannte bakterielle Vaginose habe, die in der Schwangerschaft nicht ungefährlich sei. Sie erhielt ein spezielles Medikament zur lokalen Anwendung in der Scheide und nahm sich vor, in Zukunft sofort zum Frauenarzt zu gehen, wenn sie wieder etwas Auffälliges feststellen sollte (Ausführungen zur bakteriellen Vaginose siehe ab Seite 52).

Angelika, 42 Jahre

Angelika hatte schon seit einiger Zeit ein leichtes Jucken um die Scheide herum bemerkt, das nun immer stärker wurde. Als sie sich die Region im Spiegel ansah, fiel ihr auf, dass die Haut weißlich und verdickt wirkte. Ihre Frauenärztin untersuchte sie gründlich, führte einige Tests durch und sagte ihr, dass sie sie gerne zum Hautarzt überweisen wolle. Sie vermutete eine Hauterkrankung. Tatsächlich stellte der Hautarzt einen sogenannten Lichen sklerosus fest und verordnete eine Kortisoncreme. Nach anfänglich höherer Dosierung kommt Angelika jetzt mit 2- bis 3-maligem dünnen Auftragen der Creme pro Woche gut zurecht, die Beschwerden sind verschwunden (Ausführungen zum Lichen sklerosus siehe ab Seite 82).

Dies sind nur einige Beispiele von Frauen mit Beschwerden im V-Bereich. Ähnliche Symptome wie Jucken, Brennen, Ausfluss oder Schmerzen können eine Vielzahl von Ursachen haben, die nicht immer „nur" das Gebiet der Frauenheilkunde betreffen. Natürlich wird jede Frau bei derartigen Beschwerden zunächst ihre Frauenärztin oder ihren Frauenarzt aufsuchen.

Wenn dort aber keine Ursache gefunden werden kann, müssen weitere Spezialisten hinzugezogen werden. Wer ist dann der richtige Ansprechpartner? Was ist zu tun, wenn solche Beschwerden immer wieder auftreten oder nahezu ständig vorhanden sind? Was kann man selbst dagegen unternehmen? Woran sollte man denken? Die Antworten auf diese Fragen finden Sie im ersten Teil dieses Handbuches.Wenn Sie unter Schmerzen in der V-Region leiden, kommen Ihnen folgende Beispiele vielleicht bekannt vor:

Doreen, 37 Jahre

Doreen war zutiefst beunruhigt: Sie konnte nicht mehr mit ihrem Mann schlafen! Jedes Mal, wenn er versuchte, in sie einzudringen, hätte sie vor Schmerzen schreien können. Das Gleiche war der Fall, wenn sie versuchte, einen Tampon einzuführen. Ständige Pilzinfektionen kannte sie ja, aber diese Schmerzen waren neu.

Die Frauenärztin testete den gesamten Bereich um ihre Scheide herum und teilte ihr mit, dass sie diesmal keine Pilzinfektion finden könne. Sie glaube aber, dass Doreen eine sogenannte provozierte Vestibulodynie entwickelt habe. Zunächst verordnete sie eine östrogenhaltige Creme sowie eine Creme, die ein örtliches Betäubungsmittel enthielt.Die Schmerzen wurden weniger, hörten aber nicht auf, sodass Doreen an einen Spezialisten überwiesen wurde. Dort erhielt sie weitere Medikamente, die im Laufe einiger Monate die Beschwerden weitgehend zum Abklingen brachten (Ausführungen zu provozierter Vestibulodynie siehe ab Seite 112).

Stephanie, 45 Jahre

Stephanie hatte fast ständige Schmerzen in der Scheide, die allmählich auch nach vorne in die Harnröhre und nach hinten in den After ausstrahlten. Sie stellte fest, dass die Schmerzen im Laufe des Tages schlimmer wurden, wenn sie in ihrer Tätigkeit als EDV-Fachfrau den ganzen Tag vor dem Bildschirm saß. Wenn sie in der Mittagspause einen Spaziergang machte, nahmen die Schmerzen wieder ab. Außerdem zog sie nur noch weite Röcke an, da sie enge Kleidung als sehr unangenehm empfand.

Der Frauenarzt konnte nichts Auffälliges feststellen und überwies sie zunächst zum Urologen, dann zum Hautarzt und zum Orthopäden. Auch dort konnte keine Ursache festgestellt werden.

In ihrer Verzweiflung verbrachte Stephanie Stunden und Tage im Internet, auf der Suche nach einem Hinweis oder einer Lösung. Sie fand tatsächlich eine Gruppe von Betroffenen, die nahezu dieselben oder ähnliche Symptome hatten, und erfuhr, dass es sich wahrscheinlich um eine neurologische Störung handelt, also um eine Nervenerkrankung. Seit sie entsprechende Medikamente nimmt, geht es ihr besser. Sie wird sich aber noch weiteren Untersuchungen in einem speziellen Zentrum unterziehen (Ausführungen zu Nervenschmerzen siehe ab Seite 106).

Wenn Sie sich mit den letzten beiden Fallbeispielen, also mit Doreen und Stephanie teilweise oder ganz identifizieren können, in denen Schmerzen das vorherrschende Symptom sind, sollten Sie den Selbsttest auf Seite 90 machen! Gehören Sie zu den Frauen mit chronischen Schmerzen im V-Bereich, die schon lange und oft vergeblich nach Möglichkeiten zur Linderung ihrer Schmerzen suchen? Im zweiten Teil des Buches geht es um Ursachen, Diagnose- und Behandlungsmöglichkeiten von Schmerzen im V-Bereich.

Welcher Arzt ist für den V-Bereich zuständig?

Bei Schmerzen und Beschwerden oder Veränderungen im V-Bereich ist sicher der Frauenarzt der erste Ansprechpartner. Wie Sie erfahren werden, machen sich aber auch etliche Hauterkrankungen im V-Bereich bemerkbar, für deren Diagnose und Behandlung der Hautarzt zuständig ist.

Auch chronische Darmerkrankungen wie Morbus Crohn können sich nicht selten im V-Bereich zeigen: Morbus Crohn ist eine chronische, entzündliche Darmerkrankung, die mit Hautveränderungen einhergehen kann. Diese finden sich sehr häufig im Bereich der Schamlippen in Form von Rötung, Gewebsschwellung, Pusteln und Geschwüren.

Dass auch Urologen, Neurologen, Schmerztherapeuten und eventuell Orthopäden für Diagnose und/oder Therapie von V-Problemen unverzichtbar sein können, erfahren Sie im zweiten Teil des Buches. Deshalb ist vor allem bei chronischen V-Beschwerden die Zusammenarbeit von Ärzten der verschiedenen Fachrichtungen absolut notwendig.

Hinweis: Lesen Sie in jedem Fall zu Ihrer allgemeinen Orientierung und Information den ersten Teil des Manuals, um sich zunächst mit den anatomischen Gegebenheiten und den normalen Funktionen vertraut zu machen. Auf diese Weise können Sie auch Ihrem Arzt/Ihrer Ärztin viel besser erklären, wo genau Ihre Beschwerden lokalisiert sind. Am Ende jedes Kapitels finden Sie eine kurze Zusammenfassung.

Kapitel 2
Anatomie und Funktionen der V-Region

Vulva

Die V-Region besteht aus Vulva, Vestibulum und Vagina. Der Begriff Vulva umfasst alle äußerlich sichtbaren Teile der Geschlechtsregion, also:

- den Schamhügel,
- den gesamten mit Schamhaaren bedeckten Bereich,
- die beiden äußeren, sogenannten großen Schamlippen,
- die beiden inneren, sogenannten kleinen Schamlippen,
- den Kitzler, auch Klitoris genannt,
- den Scheidenvorhof, auch Vestibulum genannt,
- die Drüsen des Scheidenvorhofs,
- den Scheideneingang mit dem Jungfernhäutchen und
- den Damm.

Schamhügel und Schamlippen

In dem Bild rechts sieht man den Schamhügel, die äußeren (großen) Schamlippen und einen Teil der inneren (kleinen) Schamlippen. Die inneren Schamlippen sind zwar innerhalb der äußeren, befinden sich aber außen am Körper und gehören deshalb zur Vulva. Wenn man die äußeren Schamlippen etwas auseinanderzieht, sieht man die inneren Schamlippen. Erst wenn man auch diese auseinanderzieht, kann man die Öffnung der Scheide sehen. Die Scheide gehört nicht zur Vulva, denn sie befindet sich innen.

Scheidenvorhof und Kitzler

Das Vestibulum, der Scheidenvorhof, liegt innerhalb der inneren Schamlippen. Im Vestibulum liegen der Scheideneingang, die Öffnung der Harnröhre und die – mit bloßem Auge nicht sichtbaren – Mündungen verschiedener Drüsen. Die inneren Schamlippen teilen sich an ihrem Ansatz und bilden das sogenannte Frenulum und als Schutz für den Kitzler eine kleine „Haube", das sogenannte Praeputium.

Jungfernhäutchen

Das Jungfernhäutchen (Hymen) bildet die Trennungslinie zwischen „außen“ und „innen“. Es ist unterschiedlich ausgebildet, je nachdem, ob schon Geschlechtsverkehr oder eine Geburt stattgefunden haben oder nicht. Nachdem Sie nun die mit dem bloßen Auge sichtbaren Anteile der Vulva kennen, geht es um deren Funktionen.

Insgesamt erfüllt die Vulva drei wesentliche Aufgaben:

1. Sie schützt das Vestibulum, die Scheide und die Harnröhre vor Einwirkungen von außen und vor dem leichten Eindringen von Krankheitserregern.
2. Sie ist ein zentraler Teil für die weibliche Sexualität. Der Kitzler und die Blutgefäße der Vulva, die sich bei sexueller Erregung stark mit Blut füllen, sind hauptverantwortlich für einen Orgasmus. Der behaarte, mit Fett unterpolsterte äußere Teil macht den Geschlechtsverkehr komfortabler.
3. Der Damm dehnt sich während der Geburt, um die Entbindung zu ermöglichen.

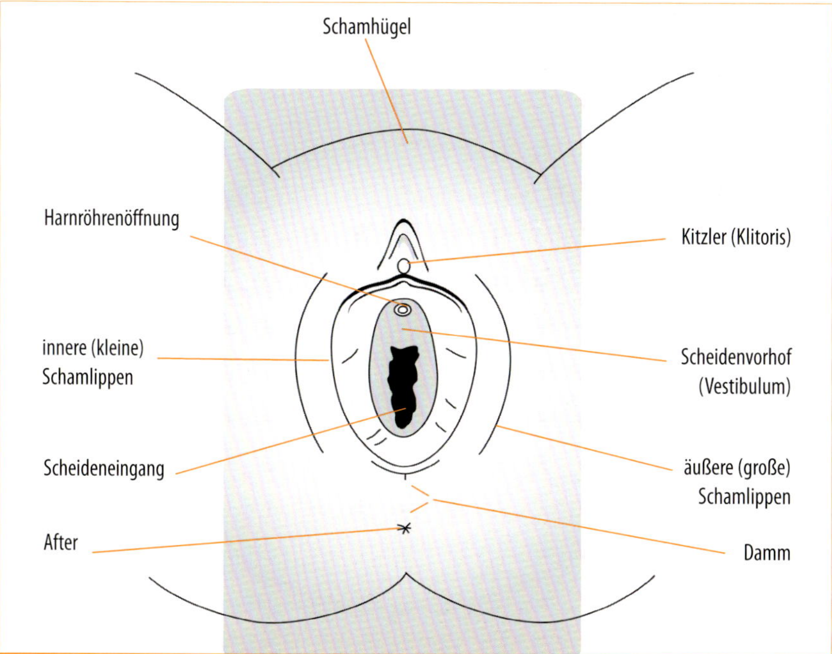

Die sichtbaren Teile der Geschlechtsregion (Vulva)

Besonderheiten und Funktionen der Anteile der Vulva

Schamhügel, lateinisch Mons pubis

Er liegt über und vor dem Schambein, ist mit Fett unterpolstert, mit Schamhaar bedeckt und enthält Talg- und Schweißdrüsen. Beim Geschlechtsverkehr polstert er das Schambein ab. Die Schambehaarung erstreckt sich nach hinten über die äußeren Schamlippen bis hin zum After und meist auch bis hinab zur Innenseite der Oberschenkel. Nach vorne verläuft sie über den Schamhügel und endet in einer horizontal laufenden Begrenzung. Nach innen zu verliert sich die Schambehaarung, sodass der innere Vulvabereich haarlos ist.

Äußere Schamlippen, lateinisch Labia majora

Sie sind ebenfalls mit Fettgewebe gepolstert, mit Schamhaar bedeckt und enthalten Talg- und Schweißdrüsen. Sie sind von dunklerer Farbe als die inneren Schamlippen, welche sie umschließen, und dienen als Schutz nach außen hin.

Innere Schamlippen, lateinisch Labia minora

Es handelt sich um zwei fettfreie Hautlappen, die nicht behaart sind. Sie enthalten viele Nerven, Blutgefäße und elastische Fasern. Im Gegensatz zum Erscheinungsbild der äußeren Schamlippen sind die inneren sehr individuell ausgebildet:

Es gibt alle Variationen von dünnen, kleinen, zwischen den äußeren Schamlippen kaum sichtbaren Läppchen bis hin zu dicken, ungleichmäßig ausgebildeten Lippen, die deutlich über die äußeren Schamlippen hinausragen können. Die Ränder der inneren Schamlippen enthalten – wie die äußeren – kleine Talgdrüsen, die mit ihrem öligen Film die Haut weich und geschmeidig halten und vor Reibung und Reizung schützen. Die Hauptfunktion der inneren Schamlippen ist eine sexuelle, da sie sich bei sexueller Erregung stark mit Blut füllen. Sie umschließen den Penis beim Geschlechtsverkehr, sodass der Kitzler näher an den Penisschaft gelangt und die Erregung erhöht wird.

Vor dem Kitzler teilen sich die inneren Schamlippen in zwei Schenkel. Die beiden unteren Teile vereinigen sich zum sogenannten Frenulum, einem Bändchen, das – wie das Bändchen unter der Zungenspitze – teilweise angeheftet und teilweise beweglich ist. Die beiden oberen Teile (es können auch jeweils zwei Hautfalten sein) bilden zusammen eine Art Haube für den Kitzler, das sogenannte Praeputium, zu deutsch „Vorhaut". Nach hinten zu laufen die beiden inneren Schamlippen zu einer Hautfalte zusammen, die den hinteren Rand der Scheidenöffnung markiert. Diese Hautfalte wird als Fourchette bezeichnet. Sie kann nach Geburten durch einen Dammschnitt oder Einriss verschwinden.

Individuelle Unterschiede

Das Aussehen der Vulva ist individuell sehr unterschiedlich: Das fängt beim Schamhaar an, das bei vielen Frauen eine andere Farbe als die Haarfarbe hat – meist ist es dunkler – und auch eine andere Struktur aufweisen kann (zum Beispiel gelockt bei glattem Kopfhaar und umgekehrt). Auch die Dichte kann von Frau zu Frau variieren. Die kleinen Schamlippen, die im Gegensatz zur leicht bräunlichen Hautfärbung der großen Schamlippen eher rosafarben sind, müssen durchaus nicht „klein" sein, sondern können deutlich aus den äußeren Schamlippen herausragen, wobei eine Seite länger und/oder dicker sein kann. Nur in extrem seltenen Fällen ist eine chirurgische Korrektur notwendig, wenn es dadurch immer wieder zu Reizungen kommt, auf keinen Fall aber aus kosmetischen Gründen.

Die Größe der Klitoris kann ebenfalls variieren, was jedoch keinerlei Einfluss auf das sexuelle Empfinden hat. Auch das Jungfernhäutchen kann ganz unterschiedlich in Größe, Form und Dicke ausgeprägt sein und die Größe der Öffnung innerhalb des Häutchens lässt keinen Rückschluss auf die „Jungfernschaft" zu. Gelegentlich ist der Hymen so stark ausgeprägt, dass Verkehr nur schwer möglich ist. Dann kann er mittels eines kleinen Eingriffs erweitert werden.

Kitzler, lateinisch Klitoris

Der Teil des Kitzlers, der unter der Vorhaut liegt, wird als Glans – also Eichel – bezeichnet und hat in etwa die Größe einer kleinen Erbse. Die Größe dieses Klitoristeils ist unabhängig von Körpergröße oder Gewicht. In der Glans liegen Tausende von Nerven mit ihren sensiblen Endigungen, die für die sexuellen Empfindungen verantwortlich sind.

Die direkte Stimulation wird von vielen Frauen eher als schmerzhaft oder unangenehm empfunden, sie ziehen die indirekte Stimulation über die Vorhaut oder den Schamberg vor. Der Nerv, dessen Endäste die Klitoris versorgen, ist der sogenannte Pudendusnerv (siehe ab Seite 107). Er versorgt nicht nur die Klitoris, sondern die gesamte Vulva, den Damm und den Bereich um den After mit sensiblen Nervenfasern und ist daher für die sexuellen Empfindungen in all diesen Bereichen verantwortlich.

Ein anderer Teil der Klitoris, der 3 bis 4 cm lange Schaft, liegt nicht sichtbar unter der Haut und der Muskulatur der Vulva. Er verfügt nicht über so viele Nerven, dagegen über eine sehr gute Versorgung mit Blutgefäßen, die bei sexueller Erregung die Klitoris anschwellen lassen und die Glans nach vorne drücken. Im Gegensatz zum Penis kommt es aber nicht zu einer Versteifung oder einem Aufrichten der Klitoris. Je nach Erregung kommt es zum Zu- und Abfließen des Blutes, wodurch – im Gegensatz zum Mann – mehrere Orgasmen hintereinander möglich sind.

Der Schaft teilt sich in die beiden etwa 5 bis 9 cm langen Klitorisschenkel auf, die neben den Blutgefäßen und unter den Muskeln des Vestibulums verlaufen. Schaft und Schenkel der Klitoris stehen in Verbindung mit dem Schambeinknochen. Die Funktion der Klitoris besteht ausschließlich darin, sexuelle Lust zu empfinden und zu vermitteln.

Scheidenvorhof, lateinisch Vestibulum

An der Innenseite der kleinen Schamlippen liegt um die Öffnungen von Harnröhre und Scheide herum der Scheidenvorhof, nach vorne begrenzt durch das Frenulum, nach hinten durch die Fourchette. Das Gewebe des Vestibulums unterscheidet sich von dem der Schamlippen und von dem der Scheide und stellt einen ganz eigenen Bereich dar. In ihn münden die Ausführungsgänge verschiedener kleiner Drüsen, deren Absonderungen verhindern, dass das Aneinanderreiben der inneren Schamlippen Reizungen verursacht. Die Talgdrüsen besonders im oberen Abschnitt des Vestibulums, also um die Harnröhrenöffnung herum, sorgen mit ihren Absonderungen dafür, dass der Urin die zarte Haut nicht reizt.

Die Haut des Vestibulums ist zart und empfindlich und erinnert eher an eine Schleimhaut. Direkt unter der Haut des gesamten Vestibulums liegen zahlreiche Blutgefäße, die bei sexueller Erregung stark durchblutet werden, und Nervenendigungen, die auf Stimulierung ansprechen.

Die Harnröhre, die in den oberen Teil des Vestibulums mündet, ist etwa 3 bis 4 cm lang und verbindet die Blase mit der Körperoberfläche. Beidseits an der Harnröhrenöffnung münden Drüsenausgänge, von denen die beiden größeren Skene-Gänge heißen. Sie sorgen mit den anderen Drüsen zusammen für die Befeuchtung des Vestibulums, bilden aber auch Schlupfwinkel für Infektionserreger.

Ganz nahe hinter der Harnröhrenöffnung befindet sich die deutlich größere Öffnung des Scheideneingangs. Beidseits neben dem Scheideneingang, an der Basis der inneren Schamlippen, münden die Ausführungsgänge größerer Drüsen, der sogenannten Bartholinischen Drüsen. Je eine dieser Drüsen liegt – unsichtbar und untastbar – unter dem Vestibulum. Sie sorgen ebenfalls für die Befeuchtung des Vestibulums und tragen auch zur Befeuchtung des Scheideneingangs beim Sex bei.

Jungfernhäutchen, lateinisch Hymen

Der Eingang der Scheide liegt im Vestibulum. Das sogenannte Jungfernhäutchen markiert dabei die Begrenzung zwischen dem Körperäußeren und dem Körperinneren. Der Hymen besteht aus einer gefäßreichen Gewebeplatte, einer Art Membran, die meistens kreisförmig den Scheideneingang bedeckt. In der Mitte befindet sich eine Öffnung, manchmal auch mehrere, durch die das Menstruationsblut nach außen abfließen kann. Die Elastizität des Hymens ist individuell unterschiedlich; durch das Einführen von

Fingern, Penis oder Tampons kann es sich ausdehnen, weiter werden und zum Rand hin einreißen; es muss aber nicht immer einreißen. Bei regelmäßigem Geschlechtsverkehr werden die Ränder des Häutchens jedoch unregelmäßig, es bilden sich kranzförmige „Auszackungen“, die warzenartig aussehen können.

Nach der Geburt eines Babys verstärkt sich dies, es bleiben noch Reste des ehemaligen Jungfernhäutchens am Rande des Scheideneingangs erhalten. Eine Funktion besitzt das Jungfernhäutchen nicht, es ist ein entwicklungsmäßiges „Überbleibsel“.

Nachdem Sie nun die zwei weniger bekannten Anteile des V-Bereichs – die Vulva und einen speziellen Teil der Vulva, das Vestibulum – kennengelernt haben, geht es im Folgenden um Anatomie und Funktion der Scheide.

Scheide, lateinisch Vagina

Im Gegensatz zur Vulva, die zum Körperäußeren gehört, liegt die Vagina innen und ist damit komplett von der Vulva getrennt. Das ist deswegen so wichtig, weil Vulva und Vagina aus ganz unterschiedlichem Gewebe bestehen und daher auch unterschiedliche Probleme auftreten können. Außerdem können Sie beim Frauenarzt Ihre Beschwerden viel besser beschreiben, wenn Sie die genaue Lokalisation und deren Bezeichnung kennen und nennen.

Die Vagina erfüllt ganz allgemein die Rolle eines Durchgangsweges für das Menstruationsblut, für den Penis während des Geschlechtsverkehrs (daher kommt auch das deutsche Wort „Scheide“, da sie diesen umgibt wie eben die Scheide das Schwert), für das Baby bei der Geburt (wobei nie eine „zu enge“ Scheide der Grund für einen Kaiserschnitt ist), für die untersuchenden Finger oder Untersuchungsinstrumente des Gynäkologen.

Sie ist ein extrem dehnbarer Muskelschlauch, der vom Vestibulum bis zum unteren Teil der Gebärmutter, dem Gebärmutterhals, reicht. Im Stehen ist die Vagina nicht senkrecht, sondern um etwa 30° nach hinten, zum Enddarm zu, gekippt. Diesen Winkel behält sie auch im Liegen bei. Ihre vordere Wand – also diejenige, die hinter dem Schambein sowie hinter Harnröhre und Blase liegt – ist etwa 6 bis 7 cm lang, die hintere, zum Enddarm gelegene Seite, ist mit 7,5 bis 8,5 cm etwas länger.

Normalerweise liegen die Wände der Vagina aneinander. Die Scheide ist nach vorne von der Blase und nach hinten vom Enddarm nur durch eine dünne Gewebeschicht getrennt. Um den Scheideneingang herum liegen die Muskeln des Beckenbodens (siehe Seite 139), die bewusst steuerbar sind. Um die restliche Scheide herum befinden sich dagegen elastische Muskelschichten, die nicht willentlich beeinflussbar sind. Diese elastische Muskulatur liegt unter der Scheidenwand, die wiederum viele Falten aufweist. Die Zellen der Scheidenhaut bilden etliche Schichten, wobei die Dicke der Scheidenhaut unmittelbar von der in den Eierstöcken produzierten Östrogenmenge abhängt.

Diese geniale Konstruktion aus mehrschichtiger Haut, die zusammen mit der elastischen Muskulatur vielfach gefaltet ist, erlaubt die erstaunliche Dehnbarkeit. Eine „zu enge" Scheide gibt es nicht.

Gebärmutterhals, lateinisch Zervix uteri

Er gehört im eigentlichen Sinne nicht mehr zur V-Region. Da er aber eng mit der Scheide verbunden ist und seine Funktionen zum besseren Verständnis mancher Vorgänge der Vulva bekannt sein sollten, wird er hier beschrieben.

Von oben ragt der untere Teil der Gebärmutter – der Gebärmutterhals – in die Scheide hinein, ähnlich einem Zapfen. Bei der Untersuchung kann man mit der Fingerspitze in der Mitte der Zervix eine kleine grübchenförmige Öffnung tasten, den äußeren Muttermund (lat. Portio). Von dort führt ein Kanal – der Zervikalkanal – nach innen zum inneren Muttermund, wo der andere Teil der Gebärmutter – der Gebärmutterkörper (lat. Corpus uteri) – beginnt.

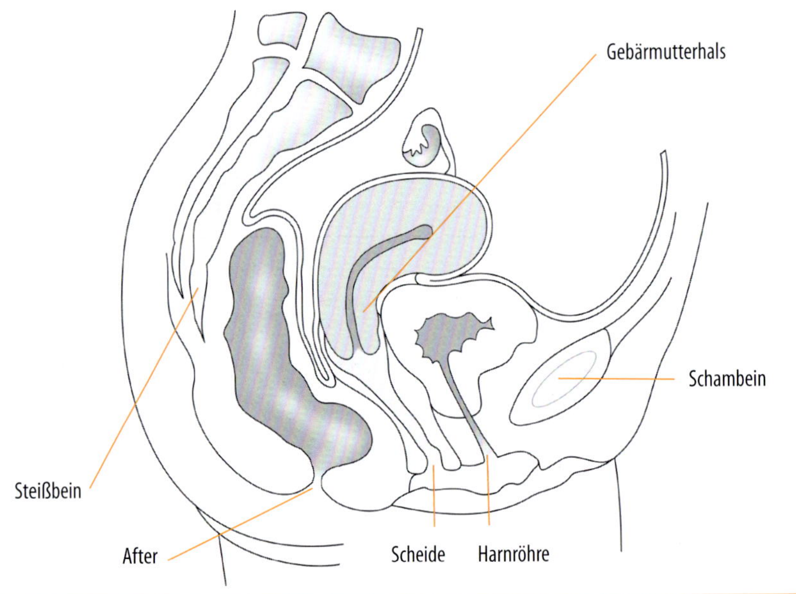

Querschnitt der weiblichen Beckenorgane mit Scheide und Gebärmutterhals

Auf der Oberfläche der Zervix setzt sich die Scheidenhaut fort, die dann in einer Übergangszone zum Zervikalkanal in eine mehrschichtige Schleimhaut übergeht.

Die Schleimhaut im Zervikalkanal produziert – wie der Name sagt – je nach Zyklusphase und Hormoneinfluss mehr oder weniger Schleim. Zur Zeit des Eisprungs ist der Zervixschleim klar und dünnflüssig, damit Spermien ihn gut durchdringen können, ansonsten ist er zäh und dickflüssig. Dadurch ist auch ein gewisser Schutz der Gebärmutter vor Krankheitserregern gegeben, die sonst leichter durch die Scheide über den Zervikalkanal in die Gebärmutterhöhle vordringen könnten.

Neben dieser Schutzfunktion hat der Zervikalkanal – wie die Scheide auch – die Funktion eines Durchgangsweges für das Menstruationsblut und bei der Geburt für das Baby.

! Auch wenn Ihr Problem vor allem in Schmerzen im V-Bereich besteht, sollten Sie die nachfolgenden Kapitel lesen, um sich zu informieren, aber auch, weil all die beschriebenen Erkrankungen ausgeschlossen sein müssen, bevor die Diagnose einer Schmerzkrankheit gestellt werden kann.

Selbstuntersuchung

Es spricht nichts dagegen, wenn Sie Ihre V-Region genauso gut kennenlernen möchten wie andere Körperregionen auch. Am besten können Sie das, wenn Sie alles, was Sie jetzt theoretisch erfahren haben, auch selbst anschauen und berühren.

Nehmen Sie sich dafür Zeit und sorgen Sie für eine private, ungestörte Atmosphäre. Sie benötigen einen Handspiegel – am besten mit Vergrößerungsteil – und eine gute Lichtquelle. Sie können sich mit gespreizten Beinen auf das Bett oder auf den Boden setzen, den Spiegel vor der Vulva platzieren, das Licht gut einstellen und dann nach und nach dieses Kapitel mit seinen Bildern durchgehen. Vergleichen Sie die schematischen Abbildungen mit dem, was Sie bei sich sehen. Denken Sie aber daran, dass eine schematische Zeichnung nicht die individuell vorhandenen Unterschiede zeigt.

Eine andere Möglichkeit besteht darin, sich mit ebenfalls gespreizten Beinen über den Toilettensitz zu stellen und auf den geschlossenen Deckel so viele Bücher zu stapeln, dass sie mit einem darauf gelegten Handspiegel die Vulva gut betrachten können.

Kurz zusammengefasst:

Der V-Bereich besteht aus Vulva, Vestibulum und Vagina. Die einzelnen Bereiche Schamhügel, große und kleine Schamlippen, Scheidenvorhof und Kitzler gehören zur Vulva und stellen die äußeren weiblichen Geschlechtsorgane dar. Sie üben Schutzfunktionen aus oder dienen der sexuellen Erregung. Das Jungfernhäutchen stellt die Grenze zu den inneren Geschlechtsorganen dar, zu denen auch die Scheide gehört. Diese ist aufgrund ihres Aufbaus extrem dehnbar und hat Transport- und Sexualfunktionen. Jede Frau kann den V-Bereich durch Selbstuntersuchung besser kennenlernen.

Nachdem Sie nun die V-Region mit ihren einzelnen Regionen und Funktionen kennen, erfahren Sie im folgenden Kapitel zunächst alles über die „normalen" Verhältnisse in diesem Bereich, danach folgt die Beschreibung der wichtigsten und häufigsten Infektionen von Vulva und Vagina.

Kapitel 3
„Normale" Verhältnisse im V-Bereich

Im V-Bereich gibt es verschiedene notwendige Bedingungen und genau aufeinander abgestimmte Mechanismen, die eine normale Funktion aufrechterhalten.

Eine wichtige Bedingung ist das Milieu in der Scheide, das im leicht „sauren" Bereich liegt. Um den Säure-Grad anzugeben, wird der sogenannte pH-Wert gemessen. Der normale pH-Wert der Scheide beträgt 4,0. Er wird relativ konstant gehalten, was für die Abwehr von Krankheitserregern sehr wichtig ist.

pH-Wert

pH-Wert ist die Abkürzung für „Potenzial an Hydrogen". Hydrogen bedeutet Wasserstoff. In der Chemie beschreibt der pH-Wert, wie sauer oder alkalisch (basisch) eine Substanz ist. Die Skala reicht dabei von 0 bis 14, wobei 0 extrem sauer und 14 extrem basisch ist, 7 ist neutral. Der Wert wird in einem Logarithmus ausgedrückt: Jede Zahl vom Neutralpunkt weg ist dabei zehnmal saurer oder basischer, zum Beispiel ist 5 zehnmal so sauer wie 6.

Eine weitere notwendige Bedingung ist das Vorhandensein bestimmter Bakterien in der Scheide. Sie sollten wissen, dass es eine Reihe von Bakterien gibt, die normalerweise in der V-Region vorkommen, ohne Beschwerden hervorzurufen. Bestimmte sind sogar unverzichtbar, um „gesunde Verhältnisse" aufrechtzuerhalten.

Welches sind die „normalen" Bakterien der Scheide?

Verantwortlich für gesunde Verhältnisse ist ein in seiner Art einmaliges Zusammenwirken bestimmter Bakterien mit den Scheidenzellen. Es handelt sich dabei um die sogenannten „Döderlein-Bakterien", lateinisch Lactobacillus acidophilus genannt. Lactobacillus ist eine stäbchenförmige Bakterie, deren Name sich aus der Fähigkeit ableitet, Milchsäure (lat. Laktat) zu bilden. Voraussetzung für die Existenz dieser ganz wichtigen Bakterien ist das Abschilfern von Zellen der Scheidenhaut.

Diese Zellen enthalten Glykogen – einen zuckerähnlichen Stoff – aus dem die Laktobazillen Milchsäure herstellen können, welche wiederum das saure Milieu aufrechterhält. Dieser gesamte Mechanismus ist hormonabhängig, wobei Östrogene die Hauptrolle spielen. So wird bei Östrogenmangel die Scheidenhaut nur ungenügend aufgebaut und die Laktobazillen können keine Milchsäure herstellen. Der Abwehrmechanismus gegenüber krankheitserregenden Keimen bricht zusammen und diese können im schlimmsten Fall über die Scheide und den Zervixkanal in die Gebärmutter und von dort über die Eileiter in die Bauchhöhle gelangen. Funktioniert dagegen das Zusammenspiel von Östrogenen, Scheidenzellen und Laktobazillen, werden Krankheitserreger durch die entstandene Säure gewissermaßen „gelähmt" und unschädlich gemacht.

Darüber hinaus produzieren die Laktobazillen Wasserstoffperoxid und andere Substanzen, welche die schädlichen Bakterien ebenfalls unter Kontrolle halten. Außerdem können sie das Immunsystem der Scheide aktivieren.

Welche Einflüsse sind schädlich?

Neben diesen notwendigen und nützlichen Laktobazillen sind in der Scheide immer auch geringe Mengen von „unfreundlichen" Keimen vorhanden, die unter bestimmten Bedingungen Infektionen hervorrufen können. Zum Beispiel finden sich in der Scheide verschiedene Kokkenarten (Streptokokken, Enterokokken und Staphylokokken) – das sind Bakterien, die aus kleinen kugelförmigen Einheiten zusammengesetzt sind – oder Escherichia coli, ein häufiger Erreger von Harnwegsinfektionen. Unter normalen Umständen haben diese Keime keine Chance, aktiv zu werden.

Bei jeder ungünstigen Veränderung des Säuregehaltes der Scheide – also bei einem Anstieg des pH-Wertes – entstehen jedoch ideale Bedingungen für diese möglichen Krankheitserreger. Sie können sich vermehren und die Infektion bricht aus.

Folgende Faktoren können das „Ökosystem" der Scheide ungünstig beeinflussen, indem sie den pH-Wert erhöhen: Hormonelle Störungen, insbesondere Östrogenmangel, beeinträchtigen den Aufbau der Scheidenhaut und den Glykogengehalt der Zellen. Als Folge davon haben die „guten" Laktobazillen keinen Nährstoff mehr, um Milchsäure zu produzieren, und der pH-Wert steigt.

Eine erhöhte Schleimabsonderung aus der Zervix sowie Intimsprays oder -deos, Vaginalspülungen und parfümierte Slipeinlagen verschieben den pH-Wert in die weniger saure Richtung und entziehen damit den Laktobazillen die Lebensbedingungen. Samenflüssigkeit – lateinisch Sperma – und der durch sexuelle Erregung entstandene Schleim haben basische Eigenschaften – das Gegenteil von sauer. Sie können daher den pH-Wert der Scheide in den weniger sauren Bereich verschieben. Diese Veränderung hält bis zu 8 Stunden nach dem Geschlechtsverkehr an.

Lactobacillus acidophilus

Lactobacillus acidophilus ist eine „freundliche" Bakterienart, die normalerweise in Darm und Scheide lebt. Der Name rührt daher, dass diese Bakterien – beim Abbau von Milch und Milchprodukten – Milchsäure herstellen, lateinisch Laktat; acidophilus bedeutet „säureliebend".
Oftmals hört man den Rat, Joghurt mit Kulturen von Laktobazillen zu essen, was die Zahl der Laktobazillen im Darm steigern und die Menge an Hefepilzen und Bakterien wie Escherichia coli verringern soll. Diese mit der Nahrung zugeführten Laktobazillen erreichen aber nicht die Scheide.
Der direkte Weg, mehr Laktobazillen in die Scheide zu bringen, besteht darin, entweder einen Tampon in entsprechendem Joghurt zu tränken und für einige Minuten in die Scheide einzuführen, wobei der im Joghurt enthaltene Milchzucker das Wachstum eventuell vorhandener Hefepilze aber eher unterstützt. Oder man kann Gelatinekapseln, die Lactobacillus acidophilus enthalten, in die Scheide einbringen. Der dritte Weg sind Scheidenzäpfchen aus der Apotheke, die spezielle Laktobazillen enthalten. Welchen Weg Sie wählen, ist Ihnen überlassen. Der kritische Punkt besteht darin, dass es sich um lebende, vermehrungsfähige Organismen handeln muss. Laktobazillen sind nicht sehr stabil und werden durch nicht fachgerechte Lagerung leicht geschädigt, sodass der Kauf eines Präparates in der Apotheke – zum Beispiel Gynoflor® oder Vagisan® Vaginalkapseln – aus diesem Grund am sichersten erscheint. Die Präparate sollten im Kühlschrank gelagert werden.

Eine direkte Schädigung der Laktobazillen wird verursacht durch:

- Antibiotika: Diese vernichten nicht nur die „schlechten", krankheitserregenden Bakterien, sondern auch die „guten" Laktobazillen.
- Medikamente oder Erkrankungen, die das Immunsystem des Körpers herabsetzen und damit auch die Abwehr der Scheide und die Funktion der Laktobazillen schwächen.

Andere äußere Einflüsse

Entgegen einer verbreiteten Ansicht verändern Binden und unparfümierte Slipeinlagen das Scheidenmilieu nicht. Vermeiden Sie jedoch superabsorbierende Tampons, die Sie nur selten wechseln müssen! Es kann dadurch zu einer Abklemmung des Blasenhalses kommen mit Blaseninfektionen als Folge. Gewöhnen Sie sich an, Ihren Tampon VOR JEDEM Wasserlassen zu entfernen und zu wechseln – zumindest an den Tagen mit stärkerer Blutung! Damit schützen Sie Blase und Harnröhre vor Blockierung. Ein auf den ersten Blick etwas lächerlich wirkender, aber nicht seltener Grund, der die Entstehung einer Scheiden- oder Harnröhrenentzündung begünstigen kann, ist das Tragen von zu engen Jeans. Die Naht im Schritt scheuert am Damm, führt zu Gewebereizung und erleichtert es Bakterien, sich dort anzuheften. Wenn diese Naht beim Sitzen zwischen den großen Schamlippen einschneidet, auf Harnröhre, Damm und After drückt, ist es nicht die Art von Jeans, die Sie tragen sollten!

Eine andere mögliche Reizquelle für Scheide und Harnröhre ist eine Allergie auf Materialien in Tampons oder Binden. Üblicherweise beginnen die Symptome einer Allergie wie Jucken und Rötung am dritten Tag der Regelblutung. Wenn Sie dies bei sich beobachten, sollten Sie Tampons oder Binden ohne jegliche Zusatzstoffe wählen, am besten aus 100 % Baumwolle.

Wie Sie sehen, ist es sehr wichtig, die Balance in der Scheide aufrechtzuerhalten. Bei jeder gynäkologischen Untersuchung (siehe Seite 33) wird daher der pH-Wert gemessen und ein Abstrich aus der Scheidenwand entnommen, um unter dem Mikroskop zu untersuchen, ob ein gesundes „Scheidenklima" herrscht. Dabei scheint es wichtiger zu sein, die ungünstigen Faktoren auszuschalten oder zu behandeln als Laktobazillen von außen zuzuführen.

Infektionen können im V-Bereich sehr viel leichter Fuß fassen, wenn das „Ökosystem Scheide" aus dem Gleichgewicht gerät. Symptome wie Rötung, Jucken und Ausfluss aus der Scheide beunruhigen jede Frau und lassen an eine Infektion denken. Während Rötungen und Jucken ganz sicher nicht normal sind, bemerken die meisten Frauen fast immer mehr oder weniger ausgeprägte Spuren von Ausfluss in der Unterwäsche. Damit stellt sich die Frage:

Was ist „normaler" Ausfluss?

Die Scheide ist ein dynamisches Organ, dessen Hautdicke und Menge an Laktobazillen je nach Östrogenmenge zu- und abnehmen. In Zeiten, in denen mehr Östrogen vorhanden ist, werden mehr Zellen aufgebaut und abgeschilfert.

Auch die Zellen im Zervixkanal reagieren in der Östrogenphase mit der Produktion von mehr milchig-weißem, klarem Schleim im Vergleich zur Gelbkörperphase, in der weniger, zäher und eher gelblicher Schleim produziert wird. Daher beobachten die meisten Frauen – je nach Zyklusphase (siehe folgende Abschnitte) – weiße oder gelbliche Streifen in der Unterwäsche. Diese Spuren von Ausfluss bestehen überwiegend aus Zervixschleim und abgeschilferten Zellen der Scheide. Auch gelblich-weiße Klümpchen im Schamhaar um den Scheideneingang herum sind normal.

Die Ausflussmenge ist individuell ganz unterschiedlich und reicht von ständiger Feuchtigkeit im V-Bereich bis zu wenig oder gar keinem Ausfluss, wenn dieser in der Scheide verbleibt.

! Normaler Ausfluss brennt nicht, juckt nicht, reizt die Vulva nicht und riecht nicht „schlecht". Bleibt der Ausfluss einige Zeit in der Unterwäsche, kann er allerdings leicht sauer riechen.

Zyklus

Als Zyklus wird die Zeit zwischen zwei Regelblutungen bezeichnet. Der erste Zyklustag ist definitionsgemäß der erste Tag der Regelblutung, der letzte Zyklustag der Tag vor dem Einsetzen der nächsten Menstruation. Während der Menstruation sind die Hormonspiegel am niedrigsten, danach steigt vor allem der Östrogenspiegel stark an bis zu einem Gipfel in der Mitte des Zyklus, wenn der Eisprung stattfindet. In der zweiten Zyklushälfte steigt das Gelbkörperhormon an. Einen Gipfel erreicht das Gelbkörperhormon etwa in der Mitte der zweiten Zyklushälfte, auch das Östrogen hat dann noch einmal einen zweiten Gipfel. Danach fallen beide Hormonspiegel bis zum Beginn der Menstruation ab.

Alle bisherigen Ausführungen beziehen sich auf Frauen im fruchtbaren Alter, das heißt, auf alle Frauen mit einem normalen Monatszyklus. Bei erwachsenen Frauen weichen zwei Lebensphasen davon ab: Schwangerschaft und Wechseljahre.

„V-Verhältnisse" in Schwangerschaft und Wochenbett

Eine Schwangerschaft ist mit Veränderungen an fast allen Körperteilen verbunden, und die V-Region bildet davon keine Ausnahme. Das vermehrte Blutvolumen – auch in den Venen – führt dazu, dass Teile der V-Region – der Bereich der Vulva innerhalb der großen Schamlippen sowie die Vagina – eine mehr bläulich-violette Farbe annehmen. Das Bindegewebe wird lockerer, die Stärke der Muskelfasern nimmt zu, ebenso die Länge der Scheidenwände.

Die Zahl der Laktobazillen erreicht infolge der immens gesteigerten Östrogenproduktion einen Höchststand. Dadurch wird der optimale Scheiden-pH-Wert aufrechterhalten und es verringert sich vor allem die Menge an sogenannten anaeroben Keimen in der Scheide. Das sind Krankheitserreger, die ohne Sauerstoff wachsen. Damit wird auch einer möglichen Infektion des Babys beim Durchtritt durch die Scheide vorgebeugt.

Die Schleimproduktion der Zellen im Zervixkanal nimmt um ein Vielfaches zu, sodass Schwangere meist dicken, weißen Ausfluss haben. Eine gelbliche Färbung durch den Einfluss des Gelbkörperhormons (Gestagen) ist möglich. Manchmal kommt es in der Schwangerschaft auch zu leichtem unwillkürlichem Urinverlust, was mit Ausfluss verwechselt werden kann. Aufgrund dieser Veränderungen werden bei den Vorsorgeuntersuchungen in der Schwangerschaft folgende Routineuntersuchungen durchgeführt:

- Messung des pH-Wertes der Scheide,
- mikroskopische Untersuchung des Ausflusses.

! Bei jeder Auffälligkeit in der Schwangerschaft sollten Sie lieber einmal zu viel als zu wenig Ihren Frauenarzt aufsuchen!

Nach der Entbindung folgt ein Abfall der Hormonspiegel im Blut, der bei stillenden Müttern deutlich weniger ausgeprägt ist. Ob dieser Hormonabfall der Grund dafür ist, dass es in den auf die Entbindung folgenden Tagen zu einem dramatischen Anstieg krankheitserregender Bakterien in der Scheide kommt, ist unklar. Anteil daran können auch der Geburtsvorgang, der Wochenfluss aus der Gebärmutter oder die Einwanderung von Keimen aus dem Enddarm in die Scheide haben.

Unter anderem wegen dieser Keimvermehrung und weil der Zervixkanal offen und verletzlich ist, raten etliche Ärzte – je nach Geburtsverlauf – von Geschlechtsverkehr in den ersten vier bis sechs Wochen nach der Entbindung ab. Damit soll einer Infektion vorgebeugt werden, die in dieser Übergangsphase leichter in die Gebärmutter oder noch weiter in Eileiter, Eierstöcke und das umgebende Gewebe aufsteigen kann.

„V-Verhältnisse" in und nach den Wechseljahren

Die sogenannten Wechseljahre bezeichnen die Zeit im Leben einer Frau, wenn die Eierstöcke nach und nach ihre Funktion einstellen und schließlich gar keine Hormone mehr produzieren. Während der Wechseljahre werden die Blutungen unregelmäßig. Mit durchschnittlich 52 Jahren tritt dann die letzte Blutung auf, die als Menopause bezeichnet wird, danach folgt die sogenannte Postmenopause.

Immerhin ein Drittel ihres Lebens verbringen Frauen heutzutage im Stadium der Postmenopause. Im Gegensatz zu früher, wo diese Phase – die oft mit dem Auszug der Kinder verbunden ist – viele Frauen in eine Sinnkrise und in Depressionen führte, fühlen sich heutzutage viele Frauen durch den Wegfall dieser und anderer Aufgaben frei für einen Neubeginn. Allerdings kann die nachlassende und schließlich fehlende Hormonproduktion bei einem Drittel aller Frauen zu so starken Wechseljahrbeschwerden mit ständigen Hitzewallungen, Schweißausbrüchen, Schlaf- und Konzentrationsstörungen und vielem mehr führen, dass sie nur mühsam ihren Alltag bewältigen können. Ein weiteres Drittel der Frauen fühlt sich mäßig beeinträchtigt, ein anderes Drittel kaum oder gar nicht. Was aber nahezu alle Frauen betrifft, sind die Folgen des Östrogenmangels im Bereich von Scheide, Vulva, Harnröhre und Blase. Am deutlichsten macht sich das an der Scheide bemerkbar, wenn nämlich Schmerzen beim und nach dem Geschlechtsverkehr auftreten.

Östrogene fördern den Aufbau einer normal dicken Scheidenhaut, die viele elastische und kollagene Fasern enthält und dadurch viel Flüssigkeit binden kann. Die Scheide erhält durch Östrogen ihre Elastizität und Feuchtigkeit. Die Laktobazillen fühlen sich wohl und vermehren sich, sodass der normale pH-Wert der Scheide aufrechterhalten wird. Alles zusammen hindert Bakterien und Hefepilze am Eindringen in die Scheide. Mit dem Wegfall des Östrogens wird die Haut der Scheide immer dünner, unelastischer und trockener, was als „Atrophie" bezeichnet wird. Damit ist die Scheide anfällig für kleine Einrisse, die zum Beispiel beim Verkehr entstehen können. Oft ist Verkehr aber gar nicht mehr möglich. Auf dieser Grundlage können sich Bakterien und Pilze gut vermehren, es kommt zu Infektionen. Es ist dann kein Problem für diese Krankheitserreger, weiter in Harnröhre und Blase vorzudringen.

Die Harnröhre und ein Teil des Blasenbodens – das Blasentrigonum – entstammen demselben Gewebe wie die Scheide und unterliegen daher genau denselben Folgen eines Östrogenmangels wie die Scheide. Darum steigt in der Zeit der Wechseljahre und danach die Zahl der Frauen, die an Blasenentzündungen erkranken, deutlich an. (Genauere Informationen finden Sie in dem Buch „Blasenentzündungen, Blasenschmerzen ... damit müssen Sie nicht leben" von Dr. Ines Ehmer, siehe Anhang.)

Diese Infektionen – ob in Scheide oder Blase – werden nach Identifizierung der Keime und Resistenztestung mit Antibiotika behandelt. Da die eigentliche Ursache aber der Östrogenmangel ist, sind Rückfälle und wiederholte Infektionen vorprogrammiert, wenn das Übel nicht an der Wurzel angegangen wird. Das bedeutet, dass Östrogene zugeführt werden müssen, was als Hormonersatztherapie bezeichnet wird.

Welches Östrogen ist das richtige?

Es gibt nicht nur ein Östrogen, sondern mehrere, und diese beeinflussen wiederum unterschiedliche Bereiche des Körpers.

Das bekannteste Östrogen, das in vielen Tabletten, Gels und Pflastern zur Hormonersatztherapie enthalten ist, ist das Estradiol. Es bekämpft wirkungsvoll alle Symptome der Wechseljahre, beugt einer Osteoporose vor und beeinflusst auch Scheide, Vulva, Harnröhre und Blase positiv. Allerdings bringt es auch die Gebärmutterschleimhaut zum Wachsen, sodass in unterschiedlichen Zeitabständen ein Gelbkörperhormon dazugegeben werden muss, damit diese Schleimhaut abbluten kann. Tut man das nicht, besteht die Gefahr der bösartigen Umwandlung der Gebärmutterschleimhaut.

Der Einfluss von Estradiol und anderen Hormonen, den sogenannten konjugierten Östrogenen – Letztere werden aus dem Harn trächtiger Stuten gewonnen – insbesondere auf das Brustdrüsengewebe, ist nicht unumstritten. Viele Frauen wägen deshalb die positiven Wirkungen einer Hormonersatztherapie gegen mögliche Risiken ab.

Postmenopausale Frauen haben demnach auch keine Blutungen mehr wie unter herkömmlicher Hormonersatztherapie, was von vielen Frauen begrüßt wird. Ein weiterer Vorteil liegt in der milden androgenen (männlichen) Hormonwirkung mit Aufhellung der Stimmung und Förderung der Libido.

Für manche Frauen ist es aber ausreichend, wenn ausschließlich die Symptome an Scheide, Vulva, Harnröhre oder Blase behandelt werden. Dafür eignet sich das natürliche Östrogen Estriol: Es greift ganz speziell an den Östrogenrezeptoren von Scheide, Harnröhre und Blase an, fördert den Wiederaufbau eines gesunden Gewebes und steigert die örtliche Durchblutung. Auch dieses Hormon ist gewebespezifisch, das heißt, in der üblichen therapeutischen Dosierung übt es praktisch kaum Einfluss auf andere Gewebe aus.

Estriol ist als Creme, Scheidenzäpfchen und Tablette erhältlich. Ihr Frauenarzt wird mit Ihnen zusammen abwägen, ob und wenn Ja welche Form der Hormonersatztherapie für Sie infrage kommt. Den allgemeinen Empfehlungen folgend sollte dies nur über einen begrenzten Zeitraum erfolgen.

Östrogene und Blasenentzündung

Viele Frauen entwickeln während der Wechseljahre und der Postmenopause zum ersten Mal eine Blasenentzündung. Manchmal wird ihnen angeraten, die Harnröhre aufdehnen zu lassen mit der Idee, dass der Urin besser abfließen und sich so weniger gut Bakterien in der Blase ansiedeln können. Infolge des Östrogenmangels kann sich tatsächlich ein schmaler, bindegewebiger Ring um die Öffnung der Harnröhre bilden. Er bildet sich aber durch eine konsequente Östrogenbehandlung wieder zurück, sodass in den allermeisten Fällen diese schmerzhafte Prozedur unnötig ist. Mit dem Beginn einer Östrogenbehandlung ist für die meisten dieser Frauen auch das Kapitel Blasenentzündungen ausgestanden.

Sie kennen jetzt die normalen V-Verhältnisse und wissen, dass das Gleichgewicht zwischen Hormonen und natürlichen Scheidenbakterien störanfällig ist und von verschiedenen Faktoren ungünstig beeinflusst werden kann.

Das kann die Grundlage für die Entstehung einer Infektion im V-Bereich sein, um die es in den folgenden Kapiteln geht. Zunächst aber noch einige Ratschläge zum Thema Hygiene im Intimbereich.

Hygiene: Was ist sinnvoll?

Unterwäsche

Tragen Sie lockere Slips und Hosen. Eng sitzende Slips, String-Tangas und enge Jeans können das zarte Gewebe um die Scheiden- und Harnröhrenöffnung reizen und so empfänglicher für eine Infektion machen. Tragen Sie täglich frische Baumwollunterwäsche beziehungsweise wechseln Sie Ihre Slips bei Bedarf anstatt täglich Slipeinlagen zu benutzen.

Hygiene beim Toilettengang

Wischen Sie von vorn nach hinten, insbesondere nach dem Stuhlgang. Tut man dies in Richtung von hinten nach vorn oder nicht sorgfältig, verschleppt man Bakterien vom After zum Scheideneingang. Nie das gleiche Stück Toilettenpapier zweimal benutzen.

Hygiene im Intimbereich

Waschen Sie den Intimbereich nicht übertrieben häufig, vermeiden Sie jegliche Desinfektionsmittel, Intimsprays und auch Seife. Damit würden Sie nur den natürlichen Säureschutzmantel der Haut schädigen. Reinigen Sie sich am besten nur mit Wasser, wobei ein warmes Sitzbad am vorteilhaftesten ist. Benutzen Sie keine Gemeinschaftshandtücher und halten Sie ein Handtuch speziell für den Intimbereich bereit. Bedenken Sie auch, dass ein Waschlappen, welcher im Badezimmer hängt, ein guter Nistplatz für Bakterien ist. Achten Sie beim Wannenbad auf Badezusätze, da Schaumbäder, Badeöle und Haarshampoos Vulva und Harnröhre reizen können und damit Infektionen Vorschub leisten können.

Tampons und Binden

Wechseln Sie Tampons und Binden häufig. Tampons und Binden können feuchtwarme, ideale Brutstätten für Bakterien darstellen, wenn sie zu selten gewechselt werden. Tampons können manchmal zu viel Druck auf den Blasenhals ausüben, sodass nach dem Wasserlassen Urinreste in der Blase bleiben. In den ersten Tagen der Menstruation mit stärkerer Blutung sollten Sie Binden und Tampons daher häufig wechseln. Danach sollten Tampons aber auch nicht zu oft gewechselt werden, da die Scheide sonst austrocknet und ebenfalls anfälliger für Infektionen wird. Überlegen Sie, ob Sie an den Tagen mit schwächerer Blutung eventuell Einlagen benutzen.

Blase leeren

Lassen Sie häufig und vollständig Wasser. Das hat zwar nichts mit der V-Region zu tun, aber mit der Gesundheit Ihrer Blase: Behalten Sie Ihren Urin nicht bis über einen Punkt hinaus in der Blase, an dem es für Sie unbequem wird. Nehmen Sie sich beim Wasserlassen Zeit zu entspannen, sodass Ihre Blase sich vollständig entleeren kann. Pressen Sie beim Wasserlassen nicht mit der Bauchmuskulatur und sitzen Sie dabei nicht in angespannter „Hockstellung", hierbei nimmt die Gefahr der Keimbesiedlung durch zurückgepressten Harn zu. (Genauere Informationen finden Sie in dem Buch „Blasenentzündungen, Blasenschmerzen ... damit müssen Sie nicht leben" von Dr. Ines Ehmer, siehe Anhang.)

Sexualität

Falls Sie Analpraktiken mit oder ohne Kondom hatten, vermeiden Sie bitte danach jeglichen Vaginalverkehr, da Sie damit jede Menge Darmbakterien in die Scheide und deren Umgebung bringen. Nach Analverkehr unbedingt nochmals waschen, bevor Berührungen zwischen Penis und Vulvabereich stattfinden.

Es geht im Prinzip immer darum zu vermeiden, dass Darmbakterien in Scheide und Harnröhre gelangen. Einige Darmbakterien gelangen trotz bester Hygiene in die Blase hinein, aber diese werden mit einem kräftigen Harnstrahl wieder herausgespült.

Das Hygiene-Einmaleins beim Sex

Vor dem Sex sollten Sie Wasser lassen. Danach spülen Sie mit klarem Wasser den gesamten Vulvabereich inklusive Schamhaare und beziehen auch Damm und After mit ein. Zum Beispiel können Sie mit einem schwachen Duschstrahl von vorne, also vom Schamberg aus in Richtung Enddarm, das Wasser über alle diese Regionen rinnen lassen und anschließend alles sorgfältig trocken tupfen.

Wichtig ist generell, vor allem nach dem Stuhlgang, dass Sie immer in Richtung von vorne nach hinten wischen, um Darmbakterien von Scheide und Harnröhre fernzuhalten. Auch Ihr Partner sollte seinen Genitalbereich waschen, auch den Bereich um den After. Gründliches Waschen der Finger inklusive Nägelschrubben gehört ebenfalls für beide dazu. Sie selbst sollten vor dem Sex ein großes Glas Wasser trinken und danach ebenso. Es geht darum, dass Sie auch nach dem Verkehr Wasser lassen, um die in die Harnröhre gelangten Bakterien herauszuspülen. Dazu reichen aber einige Tropfen Urin nicht. Warten Sie also damit, bis die Blase sich soweit gefüllt hat, dass ein kräftiger Harnstrahl möglich ist.

Wenn Sie Beschwerden im V-Bereich haben, ist der Frauenarzt Ihr erster Ansprechpartner. Wie Sie sich auf einen Termin beim Frauenarzt vorbereiten können und welche Untersuchungen durchgeführt werden, erfahren Sie im Folgenden.

urz zusammengefasst:

Um normale Verhältnisse im V-Bereich zu gewährleisten, kommt es auf ein funktionierendes Zusammenspiel zwischen Hormonen – insbesondere Östrogen – und den in der Scheide lebenden Laktobazillen an. Dieses kann durch verschiedene Einflüsse aus dem Gleichgewicht geraten, wodurch Infektionen entstehen können. Schwangerschaft und Wechseljahre stellen aufgrund der veränderten hormonellen Verhältnisse besondere Situationen dar. Mit geeigneten Hygiene-Maßnahmen können Sie zu „gesunden Verhältnissen" im V-Bereich beitragen!

Kapitel 4
Die Untersuchung beim Frauenarzt: Was erwartet Sie?

Termin

Wenn Sie einen Termin beim Frauenarzt vereinbaren, sollten Sie Folgendes bedenken:

- Sie sollten zur Zeit des Termins nicht Ihre Regelblutung haben.
- Sie sollten 24 bis 48 Stunden vorher keinen Geschlechtsverkehr ohne Kondom ausüben und auch keine Scheidenspülung vornehmen.
- 3 Wochen vor dem Termin sollten Sie keine lokalen Cremes verwenden, insbesondere keine Anti-Pilz-Cremes.

Diese Faktoren könnten die Untersuchung erschweren oder beeinflussen. Gerade wenn es um die Diagnose von Pilzinfektionen geht, könnte eine Vorbehandlung ein objektives Untersuchungsergebnis beeinträchtigen. Da diese Punkte aber oft schwer einzuhalten sind, kann beim ersten Termin ein ausführliches Gespräch mit dem Frauenarzt stattfinden, in dem das Vorgehen bis zum eigentlichen Untersuchungstermin vereinbart wird. Sorgen Sie außerdem dafür, dass Sie alle bisherigen Befunde zur Verfügung haben.

Gespräch mit dem Frauenarzt

Vor der Untersuchung wird der Arzt ein Gespräch mit Ihnen führen. Sie können sich darauf vorbereiten und dem Arzt die Diagnosestellung damit erheblich erleichtern:

- Bringen Sie alle bereits vorhandenen Befunde mit.
- Halten Sie Ihre allgemeine gesundheitliche Vorgeschichte bereit. Am besten, Sie notieren alles: bisherige allgemeine Erkrankungen, Unfälle oder Verletzungen, insbesondere natürlich im V-Bereich, aber auch im Bereich Harnröhre/Blase, Darm, Rücken und Haut.
- Schreiben Sie Ihre momentanen Beschwerden auf: Symptome wie Jucken oder Schmerzen mit genauem Beginn, Dauer – ständig oder bei bestimmten Anlässen –,

Ausprägung – schwach, stark, wechselnd – und die möglichst genaue Lokalisation (siehe Seite 12, Anatomie und Funktionen der V-Region). Was die Ausprägung von Schmerzen angeht, treffen Sie Ihre Einordnung gemäß einer Skala von 0 (keine Schmerzen) bis 10 (stärkster vorstellbarer Schmerz).
- Geben Sie an, welche Medikamente Sie ständig oder gelegentlich einnehmen.
- Notieren Sie sich, welche Fragen Sie dem Arzt stellen wollen.

Gynäkologische Untersuchung

Ergreifen Sie vor der Untersuchung keine übertriebenen Hygienemaßnahmen! Es ist ausreichend, die Vulva mit klarem Wasser zu reinigen. Eventueller „schlechter" Geruch muss Ihnen nicht peinlich sein, er entsteht meist als Folge einer speziellen Infektion und kann sogar ein „typischer" Hinweis sein.

Sie legen sich für die Untersuchung auf den Untersuchungsstuhl, die Füße in die beidseits angebrachten Halterungen gestellt. Zunächst wird der Arzt die Vulva auf sichtbare Auffälligkeiten untersuchen. Danach wird er das sogenannte Spekulum, eine Art Spatel, in die Scheide einführen, um die Scheidenwände damit so auseinander zu spreizen, dass die gesamte Vagina bis zur Zervix einsehbar ist. Dann wird mit einem Wattestäbchen ein Abstrich von den Scheidenwänden entnommen, anschließend – bei Symptomen oder bei der Vorsorgeuntersuchung – ein weiterer Abstrich von der Zervix. Der Scheidenabstrich wird danach sofort unter dem Mikroskop untersucht, der Zervixabstrich wird ins Labor eingeschickt (siehe Seite 37). Das Spekulum wird wieder entfernt und damit ist der erste Teil der Untersuchung beendet.

Um Gebärmutter und Eierstöcke beurteilen zu können, führt der Frauenarzt ein oder zwei Finger einer Hand in die Scheide, mit der anderen Hand tastet er im Unterbauchbereich von außen durch die Bauchdecke. So kann er zwischen beiden Händen Gebärmutter und Eierstöcke untersuchen. Eventuell wird Ihr Frauenarzt im Anschluss daran noch eine Ultraschalluntersuchung durchführen. Das ist sowohl über die Bauchdecke von außen möglich als auch mittels eines speziellen Schallkopfs, der in die Scheide eingeführt wird. Der Frauenarzt erhält damit genauere Informationen über Gebärmutter und Eierstöcke.

Routine-Tests

Allein anhand der Vorgeschichte und der gynäkologischen Untersuchung lässt sich bei V-Problemen keine Diagnose stellen. Die folgenden drei Tests werden daher im Allgemeinen routinemäßig während oder im Anschluss an die gynäkologische Untersuchung durchgeführt. Sie sind einfach, dauern nur ein paar Minuten und sind aufgrund ihrer Aussagekraft wichtig:

Messung des Scheiden-pH-Werts

Wenn das Spekulum in die Scheide eingeführt ist und die Scheidenwände zu sehen sind, wird der pH-Wert der Scheide gemessen, indem ein chemisch behandelter Papierstreifen gegen den unteren Teil der Vaginalwand gedrückt wird (siehe Seite 21). Nach etwa 60 Sekunden kann der Messwert abgelesen werden. Er sollte zwischen 3,5 und 4,5 liegen, also deutlich im sauren Bereich. Das Messergebnis kann viel aussagen: Ist der Wert normal, kann man daraus schließen, dass der Östrogenspiegel und die Menge der Laktobazillen ausreichend hoch sind. Andere Bakterien haben dann wenig Chancen, eine Infektion auszulösen, und können damit bereits mit hoher Wahrscheinlichkeit ausgeschlossen werden. Mit einer wichtigen Ausnahme: Hefepilze (Candida) können völlig unabhängig vom Säuregehalt der Scheide und der Anzahl an Laktobazillen wachsen!

Ist der pH-Wert nicht normal, ist er also in den basischen Bereich verschoben, gibt es mehrere Erklärungsmöglichkeiten:

- Es wurde Zervixschleim gemessen, der von Natur aus basisch ist.
- Es fand kurz vorher Geschlechtsverkehr statt; Samenflüssigkeit (Sperma) ist basisch.
- Menstrualblut kann den pH-Bereich ins Basische verschieben.

Bei stillenden Frauen und Frauen nach den Wechseljahren kann infolge des niedrigeren Östrogenspiegels der pH-Wert in den basischen Bereich tendieren. Wenn diese Gründe nicht vorliegen, könnten krankheitserregende Bakterien die Menge an Laktobazillen zurückgedrängt und damit den pH-Wert verschoben haben. Ein basischer pH-Wert ist dann Zeichen für den Frauenarzt, nach einer Entzündung oder bakteriellen Infektion zu fahnden.

„Geruchs"-Test (KOH-Test)

Für diesen Test werden ein oder zwei Tropfen Scheidenflüssigkeit mit einem Tropfen Kaliumhydroxid gemischt. Dies ist eine starke chemische Lauge (Lauge ist der Gegensatz zu Säure). Der Test wird als positiv bezeichnet, wenn sich ein fischartiger Geruch bildet. Dieser entsteht infolge der Anwesenheit verschiedener Bakterien bei der bakteriellen Vaginose (siehe Seite 52). Er kann auch bei einer Infektion mit Trichomonaden (siehe Seite 59) positiv sein.

Mikroskopische Untersuchung

Bei der gynäkologischen Untersuchung wird Scheidenflüssigkeit zur mikroskopischen Untersuchung entnommen. Diese wird auf zwei Arten untersucht: Wenige Tropfen

Scheidenflüssigkeit werden – wie beim „Geruchs"-Test – mit Kaliumhydroxid gemischt, auf einen Objektträger ausgestrichen und unter dem Mikroskop untersucht, um zu sehen, ob Hefepilze oder -sporen vorhanden sind. Im Gegensatz zu anderen Bakterien lösen sich Hefepilze nämlich nicht in dieser starken Lauge auf. Für die weitere Untersuchung werden einige Tropfen Scheidenflüssigkeit mit einer Salzlösung gemischt, ebenfalls auf einen Objektträger ausgestrichen und mikroskopisch inspiziert. Auch hier können Hefepilze oder Trichomonaden gesehen werden, aber in erster Linie wird gesucht, ob Zellen der Scheidenwand vorhanden sind.

Bei hohem Östrogenspiegel sind viele quadratische, abgeschilferte Oberflächenzellen der Scheide zu erkennen. Bei bakterieller Vaginose (siehe Seite 52) sind diese Zellen mit Bakterien bedeckt, was als „clue cells" bezeichnet wird. Man kann das in etwa mit „Hinweis-Zellen" übersetzen. Der Arzt kann beurteilen, welche Bakterienart überwiegt.

Weitere Test- und Untersuchungsmethoden

Neben diesen Routinetests sind oft noch andere Tests notwendig. Wenn dies der Fall ist, fragen Sie Ihren Arzt am besten, welchen Test er noch vornimmt und was dabei geschieht.

Vaginalkultur

Dafür wird mittels eines Wattestäbchens ein Abstrich der Scheidenwand entnommen und ins Labor eingeschickt, wo er auf verschiedene Nährböden aufgebracht wird. Damit sollen die vorhandenen Bakterien identifiziert werden.

Wie Sie wissen, sind in der Scheide aber auch im Normalzustand etliche Bakterienarten vorhanden, die keine krankhafte Bedeutung haben müssen. Daher ist eine solch allgemeine Vaginalkultur nicht immer hilfreich, zumal sie auch nicht viel über eine mögliche Hefepilzinfektion aussagt.

Hefepilzkultur

Für die Anlage einer Hefepilzkultur ist ein „trockener" Abstrich wie bei der Vaginalkultur nicht ausreichend: Der Abstrich muss direkt in ein bestimmtes Nährmedium eingetaucht werden, in dem Pilze bevorzugt wachsen.

Solch eine Kultur kann sehr hilfreich sein, wenn eine Frau unter Jucken und vermehrtem Ausfluss leidet, unter dem Mikroskop aber keine Hefepilze gefunden werden. Voraussetzung ist allerdings, dass zum Zeitpunkt der Abstrichentnahme die Symptome vorhanden sind, und dass in den vorhergehenden Tagen keine lokalen Anti-Pilz-Cremes oder Anti-Pilz-Tabletten angewendet wurden.

Trichomonadenkultur

Meistens kann der Arzt Trichomonaden bereits bei der mikroskopischen Untersuchung erkennen. Wenn eine Frau aber Jucken und Ausfluss angibt und der Ausstrich unter dem Mikroskop nicht sicher zu beurteilen ist – wenn beispielsweise zu viele weiße Blutzellen das Bild überlagern – kann eine spezielle Kultur hilfreich sein. Das kann auch der Fall sein, wenn eine Frau gegen Trichomonaden behandelt wurde, die Beschwerden aber dennoch weiterhin bestehen blieben.

Spezielle Kulturen

Bei Verdacht auf Virus-Infektionen müssen spezielle Kulturen angelegt werden, zum Beispiel bei Verdacht auf Herpes- (Seite 62) oder HPV-Infektion (Seite 68).

! Eine Kultur sollte generell immer angelegt werden, wenn die Untersuchung unter dem Mikroskop keine Klarheit ergibt.

Hautpilzuntersuchung

Jucken, Rötungen und Hautveränderungen im Bereich der Außenseiten der großen Schamlippen, des Schamhügels oder der Leiste können von Hautpilzen herrühren, sogenannten Dermatophyten. Der Arzt kann etwas Haut abkratzen, mit bestimmten Chemikalien versetzen und unter dem Mikroskop feststellen, ob Hautpilze vorhanden sind. Sie erfordern eine andere Behandlung als Hefepilze (Candida).

Gewebeprobe (Biopsie)

Bestehen Auffälligkeiten im Vulvabereich wie Knötchen oder kleine Geschwüre, wird der Arzt eine kleine Gewebeprobe aus diesem Gebiet entnehmen. Das ist eine einfache, sichere und wichtige Methode, um genaue Information zu erhalten. Nach örtlicher Betäubung – entweder als Injektion mit einer ganz feinen Nadel oder mit örtlich betäubender Creme – wird ein kleines Gewebeteilchen entnommen und eine eventuelle Blutung gestillt, vielleicht auch mit einem kleinen Stich vernäht. Innerhalb weniger Tage heilt die Biopsiestelle vollständig ab. Das Gewebe wird ins Labor eingeschickt und dort feingeweblich untersucht, was meist etwa eine Woche dauert.

Kolposkopie

Kolposkopie bedeutet soviel wie „genaues Betrachten der Scheide“. Das Kolposkop ist ein mikroskopartiges Gerät, das mit einer Vergrößerungslinse und einer starken Lichtquelle ausgestattet ist. Mit seiner Hilfe kann der Frauenarzt Scheide, Zervix und Vulva sehr genau auf Auffälligkeiten ansehen und untersuchen. Eine Kolposkopie wird meist vorgenommen, wenn der Pap-Test (siehe unten) auffällig war und die Zervix deshalb genau inspiziert werden soll. Genauso gut kann auf diese Weise aber auch die Vulva – insbesondere das Vestibulum – untersucht werden, wenn Frauen in diesem Bereich lokalisierte Beschwerden oder Schmerzen haben.

Pap-Test

Obwohl der Pap-Test im eigentlichen Sinne nicht die V-Region betrifft, soll er aufgrund seiner Wichtigkeit beschrieben werden. Pap ist die Abkürzung für den Namen des Forschers Papanicolaou, welcher als Erster diesen Test beschrieb. Dabei wird – im Gegensatz zu den bisherigen Untersuchungen – der Abstrich nicht aus der Scheide, sondern von der Zervix, also dem Gebärmutterhals, entnommen. Der Test gilt der Krebsvorbeugung bzw. -früherkennung. Der Abstrich enthält sowohl Zellen des äußeren Gebärmutterhalses als auch vom Zervixkanal.

Im Bereich des Gebärmutterhalses finden sich die häufigsten bösartigsten Zellveränderungen im gesamten Genitalbereich. Daher ist es auch so wichtig, bei der Vorsorgeuntersuchung diesen Test durchzuführen. Der entnommene Abstrich wird in ein spezielles zytologisches Labor geschickt, wo die darin enthaltenen Zellen exakt mikroskopisch untersucht werden. Es handelt sich beim Pap-Test um ein „Screening"-Verfahren, das Auskunft über ein mögliches Risiko gibt. Bei Verdacht auf eine bösartige Veränderung werden weitere Untersuchungen durchgeführt. Regelmäßig durchgeführte Pap-Tests bei der jährlichen Vorsorgeuntersuchung tragen wesentlich zur Sicherheit der Frauen bei sowie zu einer Früherkennung des Gebärmutterhalskrebses und machen eine Heilung in einem frühen Stadium möglich.

! Gebärmutterhalskrebs macht keinerlei Symptome! Jede junge Frau sollte sich vor dem ersten Geschlechtsverkehr von ihrem Frauenarzt gegen Gebärmutterhalskrebs impfen lassen (siehe Seite 71). Wenn dies nicht geschehen ist, sollte einmal jährlich diese frauenärztliche Untersuchung erfolgen.

Kurz zusammengefasst:

Die frauenärztliche Untersuchung besteht aus einem Gespräch, der körperlichen Untersuchung und anschließenden Untersuchungen im Labor oder unter dem Mikroskop. Routinetests werden durch spezielle Tests und Untersuchungen im Einzelfall ergänzt.

Mit geeigneter Vorbereitung auf den Termin beim Frauenarzt können Sie zur Diagnosestellung viel beitragen. Durch regelmäßige Vorsorgeuntersuchungen können Sie Ihre Gesundheit erhalten.

Überleitung: Erkrankungen und Infektionen im V-Bereich

Nahezu jede Frau macht mindestens einmal in ihrem Leben, meistens jedoch mehrmals, eine Entzündung im V-Bereich durch. Oft sind die Symptome wie Juckreiz und Ausfluss so ausgeprägt, dass sofort der Frauenarzt aufgesucht wird. Wenn eine Infektion festgestellt wird, kann diese im Allgemeinen durch eine kurzzeitige Behandlung beseitigt werden. Was aber, wenn immer wieder Infektionen auftreten? Muss man jedes Mal den Frauenarzt aufsuchen oder kann man sich auch selbst behandeln? Ist die Infektion ansteckend? Sollte der Partner auch behandelt werden? Kann man vorbeugend etwas unternehmen? Was tun, wenn der Frauenarzt keine Ursache für die Entzündung findet? Antworten auf diese und andere Fragen erhalten Sie im Folgenden.

Vorab einige medizinische Fachausdrücke

Eine Entzündung im V-Bereich, die Scheide und Vulva umfasst, wird als Vulvovaginitis bezeichnet. Eine alleinige Entzündung der Scheide heißt Vaginitis oder Kolpitis. Sie ist sehr selten, da sich jede Entzündung der Scheide früher oder später auch auf die Vulva ausdehnt. Die Vulvitis – die auf die Vulva begrenzte Entzündung – kann dagegen als eigenständige Erkrankung auftreten. Sie kann aber auch Folgeerscheinung einer Erkrankung der Geschlechtswege sein oder als Teil einer Hauterkrankung oder Allgemeinerkrankung auftreten, was bei der Beschreibung der einzelnen Krankheitsbilder vermerkt ist.

Mit Abstand am häufigsten entsteht eine Entzündung von Vagina und Vulva als Ausdruck einer Besiedelung des V-Bereichs mit speziellen Krankheitserregern, über die Sie in den folgenden Kapiteln alle Informationen erhalten. Die Erkrankung beginnt im Allgemeinen in der Scheide, von wo aus sie auf die Vulva übergreift.

! Die Bezeichnungen Vulvitis oder Vulvovaginitis oder Kolpitis stellen keine Diagnosen dar! Die Diagnose kann erst gestellt werden, wenn die Ursache für diese Entzündungen bekannt ist. So ist zum Beispiel „Candida-Vulvitis“ die Entzündung der Vulva durch eine Hefepilzinfektion.

Kapitel 5
Hefepilzinfektionen: Fakten statt Mythen

Erinnern Sie sich noch an Kathrin? Ihre Geschichte (Seite 8) ist ein typisches Beispiel für eine akute Hefepilzinfektion, die gelegentlich auftritt. Chronische Hefepilzinfektionen kehren dagegen häufig wieder. Hefepilze werden als Candida bezeichnet, die lateinische Bezeichnung für eine Hefepilzerkrankung im V-Bereich ist „vulvovaginale Candidose“ oder „Vulvovaginalmykose“ (Mykosen sind Pilzerkrankungen).

Jucken im V-Bereich und vermehrter Ausfluss lassen die meisten Frauen an eine Pilzerkrankung denken. Dies ist zwar die allgemein bekannteste Infektion im Intimbereich, aber keineswegs die häufigste (das ist die bakterielle Vaginose, siehe ab Seite 52). Die Symptome können auch bei etlichen anderen Erkrankungen auftreten. Deshalb ist die exakte Diagnose so wichtig.

Symptome

Die klassischen Symptome sind:

- ausgeprägter, oft unerträglicher Juckreiz im Vulvabereich und am Scheideneingang,
- weißlich-krümeliger Ausfluss, der vom Aussehen an Hüttenkäse erinnert sowie
- in schweren Fällen brennende Schmerzen.

Während der Juckreiz praktisch immer vorhanden ist, ist dies beim Ausfluss nicht der Fall: Es kann wenig bis gar kein Ausfluss vorhanden sein oder aber viel Ausfluss, der im Aussehen von wässrig bis dickflüssig in Erscheinung treten kann. Der Ausfluss riecht im Allgemeinen nicht; manche Frauen meinen, eine gewisse Ähnlichkeit des Geruchs mit dem von frischer Backhefe zu erkennen.

Wundgefühl in der Scheide, Reizung und Brennen im Vulvabereich während des Geschlechtsverkehrs und Brennen, wenn Urin die Vulva benetzt, sind weitere häufige Symptome. Bei der Untersuchung zeigen sich Rötungen und Schwellungen im Vulvabereich, die Scheide ist entzündlich gerötet. Weiße Ausflussklümpchen können an den Scheidenwänden haften. Die Rötungen können sich bis über den V-Bereich in Richtung After und/oder Leistenbeuge erstrecken.

Pilze und Blase

Frauen, die zu Pilzinfektionen der Scheide neigen, haben auch oft die Symptome einer Blasenentzündung. Diese Frauen tendieren zu einem veränderten Zuckerstoffwechsel – entweder mit zu viel Zucker im Blut wie beim Diabetes mellitus oder, sehr häufig, mit zu wenig Zucker, wie bei der sogenannten Hypoglykämie, dem Unterzucker. Wenn Sie Heißhungeranfälle haben und viel Süßes zu sich nehmen, spricht das oft für zu viele Hefepilze im Darm, die dann via Enddarm und Damm in die Scheide und die Harnröhre gelangen können. Pilze in der Harnröhre können diese erheblich reizen und Sie können dieselben Empfindungen wie bei einer Blasenentzündung haben. In solch einem Fall sollte eine spezielle Urinkultur angelegt werden. Nur mittels einer Kultur kann man herausfinden, ob Candida-Pilze die Ursache Ihrer Blasenbeschwerden sind.

Erreger

Hefepilze, die Erreger von Pilzinfektionen im V-Bereich, gehören zur Candida-Familie. Der Pilz existiert in zwei Erscheinungsformen: Als kleine, runde Spore und – nach einem Unwandlungsprozess – als „ausgewachsene“ Sprosszelle, welche Sporen beinhalten kann. Beide Formen können Symptome auslösen, wobei die Sprosszellen aktiver und aggressiver in die Zellwände von Scheide und Vulva eindringen.

Noch in den 70er-Jahren des letzten Jahrhunderts war in über 90 Prozent der Fälle der Hefepilz Candida albicans für eine Scheidenpilzinfektion verantwortlich. In den letzten Jahrzehnten hat sich hier eine Wandlung vollzogen: Immer häufiger findet man bei Pilzinfektionen der Scheide „exotische“ Pilze mit so ausgefallenen Namen wie Candida glabrata, Candida tropicalis oder Candida krusei. Besonders bei chronischen Pilzinfektionen werden diese „Exoten“ als Erreger gefunden. Die Symptome bei Candida glabrata sind im Allgemeinen weit geringer, besonders die Entzündung von Vulva und Vagina. Man vermutet, dass häufiger Gebrauch von Anti-Pilz-Cremes zwar Candida albicans beseitigt, der Entwicklung von Candida-Arten, die gegen diese Medikamente unempfindlich (resistent) sind, aber Vorschub leistet.

Wenn bei der Routineuntersuchung unter dem Mikroskop keine Sprosszellen zu sehen sind, könnten Sporen die Ursache für die Symptome sein, und das Anlegen einer Hefepilzkultur (Seite 35) ist notwendig. Die Kultur ist auch notwendig, um „Exoten“ zu identifizieren und um zu testen, gegen welchen Wirkstoff diese Pilze empfindlich sind.

Hinweis: Die in Nahrungsmitteln enthaltenen Hefepilze gehören einer anderen „Pilzfamilie“ an und können keine Pilzinfektionen auslösen!

Häufige, immer wiederkehrende Hefepilzinfektionen

Immer wieder auftretende Pilzinfektionen werden oft auch als chronische Hefepilzinfektionen bezeichnet. Definitionsgemäß liegt eine chronische Infektion dann vor, wenn vier oder mehr Infektionen mit den oben beschriebenen Symptomen innerhalb eines Zeitraumes von 12 Monaten auftreten.

Ursachen

Candida albicans, der Haupterreger einer Pilzinfektion, findet sich bei etwa 10 Prozent aller Frauen – bei Schwangeren sogar bei 30 Prozent – in der Scheide, ohne irgendwelche Symptome hervorzurufen. Dorthin gelangen die Pilze aus dem Darm – wo sie in geringen Mengen bei nahezu allen Menschen zu finden sind – über den After, von wo aus sie die kurze Strecke zur Scheidenöffnung mühelos überwinden können. Ein normales „Ökosystem" der Scheide (siehe Seite 21) ist aber im Allgemeinen in der Lage, die Pilze im Zaum zu halten und sie daran zu hindern, die Übermacht zu gewinnen. Die Scheide verfügt normalerweise über eine Reihe von Abwehrmechanismen:

- Eine ausreichende Besiedlung der Scheide mit Laktobazillen (siehe Seite 21).
- Örtlich wirksame Immunstoffe (sogenannte Immunglobuline) in der Scheiden- und Zervixflüssigkeit.
- Das Vorhandensein antientzündlicher Substanzen wie Zytokine.
- Spezielle Faktoren in den Scheidenzellen, die das Wachstum von Candida-Pilzen hemmen.

All dies zusammen bewirkt, dass das lokale Immunsystem im V-Bereich in der Lage ist, eine Vielzahl von körperfremden Stoffen, einschließlich Candida-Pilzen, zu tolerieren, ohne dass es zu einer Infektion kommt. Die Mehrzahl aller Frauen, wenn nicht gar alle Frauen, weist irgendwann oder mehrmals im Leben geringe Mengen an Candida-Pilzen in der Scheide auf, ohne dass Symptome einer Infektion bestehen. Chronische Hefepilzinfektionen werden in primäre und sekundäre chronische Infektionen unterteilt.

Primär chronische Hefepilzerkrankungen

Wenn eine erbliche Anlage die Ursache der wiederholten Pilzinfektionen ist, spricht man von einer primär chronischen Pilzerkrankung. Etliche Frauen – man geht von 5 Prozent aller Frauen im fruchtbaren Alter aus – neigen zu immer wiederkehrenden Scheidenpilzinfektionen, obwohl sie ansonsten völlig gesund sind. Ein insgesamt schwaches Abwehrsystem scheidet daher als Ursache aus. Untersuchungen haben ergeben, dass Veränderungen des lokalen Abwehrsystems in der Scheide das Pilzwachstum erleichtern. Ursächlich hierfür könnten erbliche Faktoren sein.

Erbliche Faktoren?

Genetische Merkmale scheinen eine der wichtigsten Ursachen für häufig wiederkehrende Hefepilzinfektionen zu sein. Frauen mit bestimmten Eiweißstoffen, die zu den Blutgruppenfaktoren zählen, wie zum Beispiel der Lewis-Faktor, sollen vier- bis fünfmal häufiger Candida-Infektionen erleiden. Diese genetischen Besonderheiten könnten beispielsweise das Anhaften von Candida-Pilzen an den Scheidenzellen erleichtern.
Betroffen wären davon etwa 25 bis 30 Prozent aller Frauen mit wiederholten Infektionen. Diese Theorie – die bis jetzt noch nicht untermauert werden konnte – könnte erklären, warum diese Frauen trotz perfekter Vorbeugemaßnahmen immer wieder an Pilzinfektionen leiden.

Sekundär chronische Hefepilzerkrankungen

Wenn äußere Faktoren in erster Linie für immer wieder auftretende Pilzinfektionen im V-Bereich ursächlich sind, spricht man von einer sekundär chronischen Hefepilzerkrankung. Folgende Faktoren können Hefepilzinfektionen begünstigen:

Antibiotika

Einmalige oder regelmäßige Gaben von Antibiotika können das Wachstum von Scheidenpilzen begünstigen, indem durch die Zerstörung der „guten" Scheidenbakterien das Ökosystem der Scheide geschädigt wird. „Breitbandantibiotika", die gegen viele Bakterien wirken, scheinen die Infektionsrate stärker zu erhöhen als sehr spezifische Antibiotika, und mit zunehmender Einnahmedauer der Antibiotika steigt die Zahl der Hefepilzinfektionen ebenfalls.

Es gibt Frauen, die ausschließlich nach Antibiotikagabe – in lokaler Form als Creme oder in Tablettenform – eine Candida-Infektion entwickeln. Die bei diesen Frauen in geringer Anzahl in der Scheide vorhandenen Candida-Pilze erlangen als Folge der geschädigten Laktobazillen die Übermacht. Wenn Sie unter diesem Problem leiden, sprechen Sie Ihren Arzt an, ob er Ihnen – zusätzlich zu den Antibiotika – vorbeugend ein Anti-Pilz-Medikament verordnet.

Kortison/Immunsystem

Kortisongaben oder die Gabe sogenannter Immunsuppressiva (Medikamente zur Unterdrückung des körpereigenen Abwehrsystems) können das allgemeine Immunsystem schwächen und so eine Pilzinfektion ermöglichen. Erkrankungen des Immunsystems wie Lupus erythematodes begünstigen ebenfalls das Auftreten einer Candida-Infektion.

Diabetes mellitus/Zuckerkonsum

Frauen mit Diabetes mellitus (Zuckerkrankheit) scheinen entgegen früheren Ansichten nicht häufiger Pilzinfektionen zu entwickeln als im Durchschnitt, es werden jedoch mehr Hefepilze in der Scheide gefunden. Manche Frauen entwickeln auch nach dem Essen erheblicher Zuckermengen (wie Schokolade oder Süßigkeiten) Hefepilzattacken. Zumindest wurde bei einigen dieser Frauen mit häufig wiederkehrenden Pilzinfektionen ein höherer Blutzuckerspiegel gemessen.

Östrogene

Das Wachstum von Hefepilzen ist – im Gegensatz zu anderen Infektionserregern – nicht vom pH-Wert der Scheide abhängig. Dagegen besteht eine enge Beziehung zwischen dem Östrogenspiegel und dem Wachstum von Candida-Pilzen:

Je höher der Östrogengehalt in den Scheidenzellen ist, umso mehr Pilzsporen wandeln sich zu Sprosszellen, die in die Zellen von Vagina und Vulva eindringen können. Diese Verknüpfung ist auch der Grund, weshalb vor der Pubertät und nach den Wechseljahren – wenn die Östrogenspiegel sehr niedrig sind – keine Pilzinfektionen auftreten. Candida-Infektionen flammen oft kurz nach dem Eisprung auf, wenn der Östrogenspiegel den Höchststand im Zyklus erreicht.

Die Einnahme oraler Kontrazeptiva – der „Pille“ – kann durch ihren Östrogenanteil Pilzinfektionen begünstigen, was bei den modernen, sehr niedrig dosierten Pillen aber längst nicht mehr so häufig auftritt wie bei den älteren, hoch dosierten Präparaten. Auch die Anwendung von Östrogenen zur Hormonersatztherapie in und nach den Wechseljahren kann zum Auftreten von Pilzinfektionen noch in höherem Alter führen. Dies scheint in erster Linie aber bei den Frauen aufzutreten, die generell zu Candida-Infektionen neigen.

Pille und Pilze

Orale Kontrazeptiva („Pille“) standen lange Zeit im Verdacht, Ursache für häufiger auftretende Hefepilzinfektionen zu sein. Die Daten hierzu sind uneinheitlich. Das Absetzen der Pille scheint bei den Frauen, die zu Candida-Infektionen neigen, jedoch nicht von großem Nutzen zu sein.

Teufelskreis Hefepilz-Allergie?

Bei etlichen Frauen mit häufig wiederkehrenden Candida-Infektionen kann es im Zuge einer besonders schwer ausgeprägten Infektion dazu kommen, dass das Immunsystem der Scheide nicht mehr ausreichend arbeitet. Insbesondere eine bestimmte Form weißer Blutzellen, die Lymphozyten, vermehren sich nur noch ungenügend. Zugleich wird ein weiterer Faktor – das Prostaglandin E 12 – in erhöhtem Maße produziert, welcher das Immunsystem weiter beeinträchtigt.

An diesem Punkt – wenn das Immunsystem der Scheide geschwächt ist – setzt die Allergie-Theorie an: Während der ersten Hefepilzinfektion gelangen einige Pilze tief in die Zellschichten der Vaginalhaut, wo sie sowohl vor Anti-Pilz-Cremes als auch vor Zellen des Immunsystems geschützt sind. Diese Hefepilze setzen bestimmte Eiweißstoffe frei – sogenannte Antigene –, die der Körper als fremd erkennt und gegen die er Antikörper produziert. Diese Antikörper wiederum führen zur Freisetzung von Histamin, einem Stoff, der Jucken und Brennen hervorruft und die ohnehin eingeschränkte Abwehr der Immunzellen weiter schwächt. Daraufhin können Hefepilze, die in der Scheide vorhanden sind, die Übermacht gewinnen. Es entsteht ein Teufelskreis aus:

- Einwanderung von immer mehr Hefepilzen in tiefere Schichten der Vaginalhaut,
- weiterer Freisetzung von Histamin und
- Lähmung des Immunsystems der Scheide.

Ist das Immunsystem der Scheide derart geschwächt, kann schließlich jede chemische Substanz, die in Kontakt mit der Scheide kommt, diese allergische Reaktion auslösen. Wenn diese Theorie stimmt, müssten antiallergische Maßnahmen zur Besserung oder Heilung führen. Momentan existieren aber noch zu wenige Untersuchungen, um dies sicher beurteilen zu können.

Etliche Frauenärzte verordnen bei chronischen Pilzinfektionen ein Anti-Pilzmittel zum Einnehmen über einen Zeitraum von mehreren Monaten, um tief in den Zellschichten gelagerte Hefepilze „auszuhungern“ und damit den Teufelskreis zu durchbrechen (siehe auch Seite 103).

Verhütung

Möglicherweise kann auch Verhütung mittels einer in die Gebärmutter eingelegten „Spirale“ generell Infektionen der Scheide begünstigen. Die Anwendung eines Diaphragmas erhöht zwar die Anzahl der Hefepilze in der Scheide, aber nicht notwendigerweise die Zahl der Hefepilzinfektionen.

Hauterkrankungen

Hauterkrankungen der Vulva, insbesondere Lichen sklerosus (Seite 82) und Kontaktdermatitis (Seite 77) erhöhen die Anzahl der Candida-Pilze in der Scheide und damit das Risiko einer Infektion. Da die Pilzinfektion sehr ähnliche Symptome wie die Hauterkrankung verursacht, ist eine sorgfältige Untersuchung notwendig.

Übertragungsmöglichkeiten

Candida-Infektionen des V-Bereichs gehören nicht zu den eigentlichen sexuell übertragbaren Erkrankungen, da die meisten Infektionen durch Eindringen von Pilzen aus dem eigenen Darm entstehen. Geschlechtsverkehr kann eine Infektion aber begünstigen, da Samenflüssigkeit die Umwandlung von Pilzsporen in Sprosszellen fördert und außerdem die weißen Blutzellen – die „Polizei" der Scheide – an der ausreichenden Bekämpfung der Hefepilze hindert.

Es ist auch möglich, dass eine Frau beim Geschlechtsverkehr Hefepilze auf den Partner überträgt, was bei diesem aber entweder symptomlos bleibt oder nur zu einer leichten Reizung und/oder Juckreiz am Penis führt. Besteht eine Vorhautverengung, die die Möglichkeit zu gründlicher Reinigung erschwert, können Pilzinfektionen begünstigt werden. Eine lokale Behandlung mit einer Anti-Pilz-Creme bringt die Symptome schnell zum Abklingen. Umgekehrt ist eine Frau wesentlich anfälliger gegenüber Hefepilzen des Partners. Nicht nur beim Geschlechtsverkehr, sondern auch beim Oralverkehr können Hefepilze – aus der Mundhöhle des Partners – auf den V-Bereich übertragen werden und eine Infektion auslösen.

! Wenn Sie eine Beziehung zwischen Geschlechtsverkehr und dem Aufflammen von Pilzinfektionen beobachten, sollte das Sperma und gegebenenfalls auch ein Abstrich aus der Mundhöhle Ihres Partners mittels einer Hefepilzkultur untersucht werden.

Behandlung des Partners: wann?

Wenn Sie unter häufigen Pilzinfektionen leiden, sollte die Samenflüssigkeit Ihres Partners mittels einer Hefepilzkultur untersucht werden. Werden keine Hefepilze gefunden, scheint eine Behandlung nicht notwendig zu sein. In den meisten Studien konnte bei Frauen, deren Partner mit Anti-Pilz-Cremes behandelt wurden, kein Rückgang der Pilzinfektionen beobachtet werden.

Werden beim Partner dagegen Hefepilze gefunden, ist die Behandlung notwendig. Sie sollte in Form von Kapseln zum Einnehmen erfolgen.

Allgemeine Ansteckungsgefahr

Hefepilzinfektionen sind nicht so ansteckend wie Erkrankungen, die durch Viren oder Bakterien verursacht werden. Kommt jemand mit Hefepilzen in Berührung, entsteht nur dann eine Infektion, wenn die Pilze auch bei ihm auf günstige Lebensbedingungen treffen. Es reicht aus, darauf zu achten, dass die betroffenen Personen eigene Handtücher und Waschlappen benutzen und diese regelmäßig wechseln. Der Einsatz von starken Desinfektionsmitteln im Bad ist überflüssig. Beim Schwimmen in chloriertem Wasser ist keine Ansteckungsgefahr gegeben. Während einer Infektion und der Behandlung sollten Sie allerdings auf Schwimmen verzichten.

Diagnose

Als Erstes muss die gesamte frauenärztliche Untersuchung (siehe Seite 33) durchgeführt werden. Sehr oft können Candida-Sprosszellen bereits unter dem Mikroskop entdeckt werden, womit die Diagnose klar ist. Wenn Scheiden-pH-Wert und Geruchs-Test normal sind, muss nicht weiter gesucht werden.

Das Anlegen einer speziellen Hefepilzkultur empfiehlt sich,

- wenn unter dem Mikroskop nur Pilzsporen entdeckt werden, die Symptome aber für eine Pilzinfektion sprechen und andere Hefepilzarten als Candida albicans vermutet werden,
- wenn keine Sporen oder Sprosspilze unter dem Mikroskop entdeckt werden, aber alle Symptome einer Pilzinfektion vorhanden sind,
- wenn keine Sporen oder Sprosspilze unter dem Mikroskop sichtbar sind, jedoch weiße Blutzellen, was auf eine Infektion hinweist,
- wenn die Behandlung mit den üblichen Anti-Pilz-Cremes zu keiner Besserung führte oder
- wenn der Arzt eine langfristige Behandlung mit Anti-Pilz-Tabletten bzw. -Kapseln in Betracht zieht.

! Die Untersuchung ist nur sinnvoll, wenn zu diesem Zeitpunkt Symptome bestehen. Eine bereits begonnene Behandlung mit Anti-Pilz-Cremes oder -tabletten kann das Untersuchungsergebnis verfälschen. Beginnen Sie niemals selbst „auf Verdacht“ mit einer Anti-Pilz-Behandlung! Etliche andere Erkrankungen können dieselben Symptome verursachen.

Therapie

Für die Therapie stehen bestimmte chemische Substanzen zur Verfügung. Während früher überwiegend Nystatin eingesetzt wurde, werden heute die sogenannten Azole verwendet.

Substanzen aus dieser Azol-„Familie“ weisen alle eine ähnliche chemische Struktur auf. Lokal in Form von Creme oder Scheidenzäpfchen angewandte Wirkstoffe sind zum Beispiel Clotrimazol, Miconazol, Econazol, Fenticonazol, Tioconazol und Terconazol. Nebenwirkungen können vor allem in Form von Hautreizungen auftreten.

Seit etwa zehn bis fünfzehn Jahren gibt es einige Wirkstoffe in Tabletten- oder Kapselform zum Einnehmen, wie z.B. Ketoconazol, Itroconazol und Fluconazol. Nebenwirkungen können in erster Linie im Magen-Darm-Bereich als Übelkeit, Blähungen, Bauchschmerzen oder Durchfall in Erscheinung treten. Störungen der Leberfunktion, wie sie unter Ketoconazol oder Itroconazol zu beobachten waren, sind unter dem weiter entwickelten Wirkstoff Fluconazol sehr selten.

Wie „funktionieren“ Anti-Pilz-Medikamente?

Die Wirkstoffe stören die biochemische Funktion der Zellwände von Candida-Pilzen. Ohne funktionierende Zellwände können die Pilze nicht überleben und sterben ab. Auf diese Weise reduzieren die Azole die Zahl der Hefepilze so weit, dass das natürliche Abwehrsystem der Scheide mit den restlichen Erregern allein „fertig“ wird. Frauen mit herabgesetztem lokalem Immunsystem benötigen daher eine deutlich längere Behandlungsdauer.

Die Wahl der Therapie richtet sich danach, ob eine einfache oder eine komplizierte Hefepilzinfektion besteht: Einfache Pilzinfektionen sind durch milde bis mäßige Symptome gekennzeichnet, die Pilzinfektionen treten gelegentlich auf (nicht mehr als vier pro Jahr). Die betroffene Frau befindet sich in einem guten Gesundheitszustand und ist nicht schwanger. Die Therapie kann mit jedem Anti-Pilz-Medikament erfolgen: entweder lokal mittels einer Creme oder Scheidenzäpfchen über drei, fünf oder sieben Tage – je nach Konzentration des Wirkstoffes –, wobei jeweils abends vor dem Zubettgehen die erforderliche Dosis tief in die Scheide eingeführt wird. Die abendliche Anwendung ist deshalb wichtig, damit die aufgelösten Wirkstoffe nicht aus der Scheide herausfließen. Die Therapie ist aber auch in Form einer einmaligen Tabletteneinnahme von 150 mg Fluconazol möglich.

Eine komplizierte Infektion macht mäßige bis schwere Symptome; es treten vier oder mehr Infektionen im Jahr auf. Komplizierende Faktoren sind Schwangerschaft, Diabetes mellitus (Zuckerkrankheit), Immunsuppression (Unterdrückung des Immunsystems durch Medikamente), chronische Hauterkrankungen, resistente Hefepilze (Hefepilze, die auf die übliche Therapie nicht reagieren), ständig wiederkehrende Hefepilzinfektionen über Jahre hinweg und Vulvodynie (siehe Seite 94).

Komplizierte Hefepilzinfektionen werden in der Regel durch Candida albicans ausgelöst und müssen über einen längeren Zeitraum behandelt werden: Die Behandlung sollte über 14 Tage lokal erfolgen oder in Tablettenform: Dreimal 1 Tablette Fluconazol 150 mg, jeden zweiten Tag, gefolgt von wöchentlich einer Tablette über mehrere Wochen, um weiteres Wachstum von Hefepilzen zu unterdrücken. Frauen, die seit Jahren unter ständig wiederkehrenden Infektionen leiden, sollten die wöchentliche Einnahme über einen Zeitraum von mindestens vier bis sechs Monaten oder länger fortführen. Für diese längerfristige Therapie steht der Wirkstoff Fluconazol in unterschiedlichen Dosierungen zur Verfügung.

Hefepilze und Intimhygiene

Durch Tampons kann bei empfindlichen Frauen die Scheide gereizt werden, was eine Pilzinfektion begünstigen kann. Bei Binden und Slipeinlagen sollten Sie darauf achten, dass sie keine Kunststoffbeschichtung haben, die ein pilzfreundliches Klima schaffen könnte. Wechseln Sie bei einer Infektion täglich die Baumwollslips und waschen Sie diese bei mindestens 60 °C.

Ein „Sonderfall“ sind auch Frauen, deren Vulva und/oder Vagina schwer entzündet ist. Bei ihnen könnten Creme und Zäpfchen zu einer weiteren Reizung führen. Also muss die Behandlung in Tablettenform erfolgen.

Da die spürbare Wirkung bei Fluconazol-Gabe aber bis zu einer Woche auf sich warten lassen kann, sind zur Überbrückung zusätzliche Maßnahmen wie Sitzbäder, kühle Kompressen oder die lokale Anwendung einer niedrig dosierten Hydrokortison-Creme erforderlich.

„Exotische“ Hefepilzinfektionen mit Pilzen wie Candida glabrata erfordern bei der Therapie sehr viel Geduld. Bei Infektionen mit einer dieser Candida-Arten wird Ihr Frauenarzt andere Medikamente wählen. Es kann aber Monate dauern, bis eine spürbare Besserung eintritt, und die Dosierung muss um ein Vielfaches höher sein.

Wenn eine Hefepilzallergie (siehe Seite 44) vermutet wird, kann eine Desensibilisierungs-Behandlung versucht werden – ähnlich der Behandlung bei Heuschnupfen –, indem einmal wöchentlich eine Injektion mit einem Candida-Extrakt über den Zeitraum von einem Jahr erfolgt mit späteren Injektionen zur Auffrischung. Diese Behandlung sollte in Zusammenarbeit zwischen Frauenarzt und Allergologe – meist einem Hautarzt – erfolgen. Die bisherigen Therapieergebnisse zeigen eine deutliche Verminderung erneuter Pilzinfektionen. Allerdings wurde die Methode noch nicht im Rahmen von Studien untersucht.

Alternative Therapie?

Pflanzliche Präparate stehen heutzutage bei der Behandlung vieler Krankheiten zu Recht hoch im Kurs. Leider gibt es kein pflanzliches Mittel, welches Hefepilzinfektionen dauerhaft und wirksam bekämpft. Alle pflanzlichen Präparate wirken höchstens vorübergehend. Sie helfen bei einer oder zwei Pilzinfektionen, bei der nächsten bleiben sie völlig wirkungslos. Darüber hinaus existiert kein Standard für diese Mittel, das heißt, man weiß zwar, dass bestimmte Inhaltsstoffe von Pflanzen eine Anti-Pilz-Wirkung besitzen, man kennt aber nicht die erforderliche Dosierung und die notwendige Zubereitung. Im Laborversuch waren Knoblauch, Thymian und Rosenextrakt wirksam gegen Hefepilze. Das Öl aus diesen Pflanzen wirkt jedoch extrem reizend auf die Scheidenhaut, sodass bis heute keine Empfehlung für die Behandlung von Hefepilzinfektionen mit pflanzlichen Präparaten gegeben werden kann. Das vielfach empfohlene Teebaumöl ist wirkungslos.

Hefepilze und Diät

Hefepilze benötigen für Wachstum und Vermehrung Zuckerbausteine wie Glukose, Sukrose (Süßstoff), Laktose (Milchzucker) oder Fruktose (Fruchtzucker). Diese Zuckerbausteine werden von den Hefepilzen zu Kohlendioxid und Alkohol verarbeitet, wobei Letzterer für das Brennen bei Infektionen des V-Bereichs verantwortlich ist. In Laborversuchen wurde festgestellt, dass sich die Pilze in Gegenwart von Glukose aggressiver verhalten. Aus diesem Zusammenhang zwischen Hefepilzen und Glukose wurde die Schlussfolgerung gezogen, dass eine entsprechende Diät, bei der möglichst alle zuckerhaltigen Lebensmittel weggelassen werden, Hefepilze im Darm ausrotten kann. Damit sollten die Hefepilzinfektionen durch Candida-Pilze aus dem Darm zum Erliegen gebracht werden.

Da sehr viele Nahrungsmittel Zucker oder Kohlenhydrate – welche zu Glukose abgebaut werden – enthalten, ist eine Diät sehr schwierig einzuhalten. Bis jetzt gibt es nur eine einzige Studie, in der herausgefunden wurde, dass übermäßiger Verzehr von Nahrungsmitteln, die Milchzucker (Laktose) enthalten, Hefepilzinfektionen begünstigen kann. In allen anderen Untersuchungen konnte kein Zusammenhang zwischen dem Auftreten von Hefepilzinfektionen und der Zusammensetzung der Nahrung festgestellt werden. Eine ausgewogene Ernährung, bei der zuckerhaltige Nahrungsmittel sparsam verwendet werden, dient der allgemeinen Gesundheit und reicht aus, um eventuelle Begünstigungen von Hefepilzinfektionen zu vermeiden.

Vorbeugung durch Impfung?

Ein Impfstoff, der inaktivierte Keime von acht spezifischen Lactobacillus-Stämmen enthält, stärkt bei vielen Frauen die Immunabwehr im Scheidenmilieu: Er regt die Antikörperbildung an und führt zur Regeneration der Döderlein-Flora, die mit ihren verschiedenen Laktobazillen für ein saures Milieu in der Scheide sorgt.

Nicht nur bei ständig wiederkehrendem Scheidenpilz, auch bei häufig auftretenden bakteriellen Scheideninfektionen kann eine Immunisierung helfen. Bei zwei Dritteln der Patientinnen ist die Immunisierung erfolgreich. Leider sprechen nicht alle Frauen gleich gut auf die Impfung an. Bei manchen tritt danach keine Infektion mehr auf, bei anderen werden die Pilzerkrankungen lediglich seltener. Man kann nicht voraussagen, wer davon profitiert. Die Impfung ist gut verträglich, das Präparat wird dreimal im Abstand von zwei Wochen gespritzt. Nach sechs bis zwölf Monaten ist meistens eine Auffrischung nötig.

Hefepilze im Darm?

Die Einnahme von Anti-Pilz-Medikamenten in Tablettenform zur Reduzierung von Hefepilzen im Darm ist nur dann sinnvoll, wenn tatsächlich im Stuhl eine übermäßige Besiedlung durch Hefepilze nachgewiesen wurde. Der dann verwendete Anti-Pilz-Wirkstoff heißt Nystatin. Er wirkt praktisch nur oberflächlich auf der Darmschleimhaut und wird nicht vom Körper aufgenommen. Eine „Darmsanierung“, bei der alle Hefepilze ausgerottet werden, ist aber nicht möglich und auch nicht nötig, da eine geringe Keimzahl im Stuhl normal ist. Eine Ausnahme bilden längerfristige Antibiotikabehandlungen oder die Therapie mit Medikamenten, die das Immunsystem unterdrücken. Bei diesen Therapien ist die begleitende Einnahme von Nystatin sinnvoll.

Rasche Selbsthilfe bei Pilzinfektionen

- Nehmen Sie ein warmes Sitzbad.
- Tragen Sie so oft als möglich keinen Slip oder nur ganz lockere Slips.
- Wickeln Sie einen Kälte-Pack in ein Tuch oder einen Waschlappen und legen Sie es zwischen die Beine.
- Fragen Sie Ihren Arzt, ob er Ihnen ein lokales Betäubungsmittel in Form einer Salbe verordnet, zum Beispiel Lidocain 5 % Salbe (Gel oder Creme könnten brennen).
- Wenn Sie wegen des Juckreizes nicht schlafen können, nehmen Sie vor dem Zubettgehen ein Antihistamin-Präparat. Diese Präparate machen auch müde und erleichtern das Einschlafen.

Kurz zusammengefasst:

Hefepilzinfektionen werden durch verschiedene Candida-Pilze ausgelöst. Sie zählen nicht zu den sexuell übertragbaren Erkrankungen, obwohl sie auch auf diesem Weg übertragen werden können. Manchmal ist eine Mitbehandlung des Partners notwendig.
Eine erbliche Veranlagung kann für häufige Infektionen verantwortlich sein, wenn äußere auslösende Faktoren ausgeschlossen wurden. Bei einfachen Infektionen ist die örtliche Behandlung ausreichend, bei ständig wiederkehrenden Infektionen kann eine mehrmonatige Therapie mit Wirkstoffen zum Einnehmen erforderlich sein. Als Nächstes erfahren Sie alles über die häufigste Ursache für Beschwerden im V-Bereich, die oft mit einer Hefepilzinfektion verwechselt wird: die bakterielle Vaginose.

Kapitel 6
Bakterielle Vaginose: Die „große Unbekannte"

Obwohl die sogenannte bakterielle Vaginose (BV) Millionen Frauen betrifft und die häufigste Ursache für Beschwerden im V-Bereich ist, kennen die meisten diesen Begriff nicht. BV kann ähnliche Symptome wie eine Hefepilzinfektion verursachen, in etwa der Hälfte der Fälle bleibt sie aber symptomlos oder die Beschwerden sind so gering, dass man „damit leben" kann.

Die bakterielle Vaginose ist keine Infektion, was durch die Endung -ose angezeigt wird. Im Gegensatz zur Endung -itis, was Entzündung bedeutet, zeigt die Endung -ose eine nicht entzündliche krankhafte Veränderung an. Es handelt sich vielmehr um ein Ungleichgewicht im Ökosystem der Scheide.

Symptome

Die Symptome können von Frau zu Frau beträchtlich variieren. Typisch für bakterielle Vaginose ist ein unangenehmer, fischartig riechender Ausfluss. Meist ist die Menge des Ausflusses erhöht, welcher farblich grau oder weiß sein kann und sowohl dünn und wässrig als auch cremig. Der Geruch nimmt oft nach dem Geschlechtsverkehr zu, wenn sich Samenflüssigkeit und Ausfluss mischen und auch vor der Menstruation nimmt der Ausfluss oft zu. Leichter Juckreiz oder Brennen können ebenfalls vorhanden sein, aber keine Schmerzen. Da die Hälfte aller Frauen gar keine Symptome hat, wird die bakterielle Vaginose sehr oft bei einer frauenärztlichen Routineuntersuchung entdeckt.

Wenn Sie sich nun fragen, ob bakterielle Vaginose unbedingt behandelt werden muss, wenn es sich doch nicht um eine Infektion handelt, ist die Antwort ein eindeutiges Ja: Eine bakterielle Vaginose kann zu einer Beeinträchtigung der Fruchtbarkeit führen, indem Bakterien durch die Zervix in die Gebärmutter und weiter in die Eileiter bis zu den Eierstöcken wandern können. Als Folge einer dadurch entstandenen Infektion kann es zur Unfruchtbarkeit kommen.

Bei schwangeren Frauen kann eine Frühgeburt ausgelöst werden (siehe die Patientengeschichte von Jennifer, Seite 9). In der Scheide schwangerer Frauen finden sich von vorneherein sehr viel mehr Bakterien im Vergleich zu nicht schwangeren Frauen, sodass das BV-Risiko in der Schwangerschaft stark erhöht ist. Die Bakterien können bis zur Fruchtblase wandern, diese infizieren und so eine Frühgeburt auslösen. BV in der Schwangerschaft muss daher unbedingt behandelt werden!

Weiterhin erleichtert eine bakterielle Vaginose die Infektion mit sexuell übertragbaren Krankheiten. Auch Harnwegsinfektionen entstehen häufiger.

Ursachen

Die „guten" Bakterien der Scheide – die Laktobazillen – produzieren Wasserstoffperoxid, welches zusammen mit Chlor aus dem Zervixschleim das Ökosystem der Scheide aufrechterhält.

Ein Mangel an Laktobazillen, den „Schutz"-Bakterien der Scheide (siehe Seite 21) führt dazu, dass das saure Milieu der Scheide verloren geht. Normalerweise leben etliche andere Bakterien in geringen Mengen in der Scheide und werden durch den chemischen Schutzschild an der Vermehrung gehindert. Beim Wegfall der schützenden Säurebarriere entstehen ideale Bedingungen für Wachstum und Vermehrung dieser Bakterien. Insbesondere zwei Arten von Erregern vermehren sich ungehemmt:

Zum einen ein Organismus namens Gardnerella, zum anderen sogenannte anaerobe Bakterien, die zu ihrer Vermehrung keinen Sauerstoff benötigen. Die meisten Beschwerden werden dabei von den anaeroben Bakterien verursacht. Diese finden sich bei BV in bis zu 1000-fach erhöhter Menge in der Scheide. Sie produzieren unter anderem ein Eiweiß, welches für den fischartigen Geruch verantwortlich ist, und erhöhen den pH-Wert der Scheide von normal 3,5 bis 4,5 auf 5,0 oder mehr.

Welche Ursachen liegen nun aber dem Mangel an Laktobazillen zugrunde, der das ganze Ungleichgewicht auslöst?

Ganz sicher weiß man das nicht, aber Geschlechtsverkehr scheint eine bakterielle Vaginose zu begünstigen. BV ist zwar keine sexuell übertragbare Krankheit, dieselben Bakterien wie bei der Frau werden jedoch häufig beim Partner gefunden. Eine medikamentöse Mitbehandlung des Partners führt jedoch nicht zu einer verminderten Rate an BV und wird daher auch nicht empfohlen. Aber die Samenflüssigkeit mancher Männer scheint in der Lage zu sein, Laktobazillen abzutöten. Ein neuer Partner oder mehrere Sexualpartner lassen das BV-Risiko ansteigen. Die einzige Möglichkeit, um herauszufinden, ob das Sperma des Partners eine Rolle spielt, ist also die Anwendung von Kondomen: Wenn danach keine BV mehr auftritt, ist dies die wahrscheinliche Ursache (siehe auch Sperma-Allergie Seite 80). Darüber hinaus wird vermutet, dass generell alles, was in die Scheide eingeführt wird – wie zum Beispiel Sex-Spielzeuge oder Dildos – die Laktobazillen an der Vermehrung hemmen kann. Auch Vaginalspülungen sollten aus diesem Grund unterlassen werden.

Die Verhütungsmethode spielt ebenfalls eine Rolle: Die Anwendung einer „Spirale“ kann die BV-Rate erhöhen. Andererseits haben Frauen, die gar keine Verhütungsmethode anwenden, ein höheres Risiko für bakterielle Vaginose. Mit anderen Worten: Man kennt die exakten Auslösemechanismen nicht genau.

Diagnose

Bakterielle Vaginose wird bei 15 Prozent aller Frauen festgestellt, die eine Frauenklinik aufsuchen; im Zuge der Feststellung einer sexuell übertragbaren Krankheit sogar in 30 Prozent der Fälle. Bis zu 20 Prozent aller Schwangeren haben bakterielle Vaginose.

Da die Beschwerden einer BV denen einer Hefepilzinfektion ähneln können, ist eine eindeutige Diagnosestellung wichtig. Sie sollten keine Selbsttherapie mit Anti-Pilz-Medikamenten vornehmen! BV ist oftmals sehr hartnäckig und kehrt häufig wieder, sodass die Therapie von Anfang an gezielt sein sollte. Die Diagnose kann nur vom Frauenarzt gestellt werden.

Candida-Infektion oder bakterielle Vaginose (BV)?

	Candida	BV
Geruch	keiner	stark fischartig
Ausfluss	alles von kaum bis wässrig oder dick-klumpig	dünn, grau bis weiß
Juckreiz	ja	nein oder mild

Äußerlich ist keine Entzündung an Vulva und Vagina zu finden. Daher sind folgende Kriterien zur Feststellung einer bakteriellen Vaginose wichtig:

- Der pH-Wert der Scheide liegt über 4,5, weil die Laktobazillen verringert sind oder fehlen.
- Unter dem Mikroskop finden sich „clue cells“ (siehe Seite 35), die nur bei BV vorhanden sind.
- Der „Geruchs“-Test ist positiv (siehe Seite 34).
- An den Scheidenwänden klebt weißlich-grauer Ausfluss, der sehr typisch ist und als Hinweis auf BV gilt.

Eine Kultur aus dem Scheidenabstrich ist dagegen nicht hilfreich, da immer Bakterien in der Scheide vorhanden sind. Generell sollte vor jedem gynäkologischen Eingriff – zum Beispiel auch vor dem Einlegen einer „Spirale“ in die Gebärmutter – und vor einer geplanten Schwangerschaft nach BV geforscht werden. Wenn bakterielle Vaginose diagnostiziert wird, folgt die antibiotische Behandlung.

Hinweis: Führen Sie vor dem Termin beim Frauenarzt keine Scheidenspülungen durch und verwenden Sie kein Intim-Spray, um den unangenehmen Geruch zu unterdrücken! Sie verschleiern damit möglicherweise nur ein Symptom, das bei der Diagnosestellung hilfreich sein kann.

Therapie

Für die Behandlung stehen zwei hochwirksame Medikamente zur Verfügung: Metronidazol und Clindamycin in Tablettenform oder als Vaginalcreme. Alle Formen sind gleich wirksam und es gibt verschiedene Therapiemöglichkeiten, von der Einmalgabe in Tablettenform bis zur 7-tägigen Behandlung mit Creme. In der Schwangerschaft dürfen die Medikamente ab dem 2. Schwangerschaftsdrittel angewendet werden.

Nebenwirkungen sind selten – vor allem bei der lokalen Behandlung. Wie bei jeder Antibiotikatherapie können Hefepilzinfektionen begünstigt werden. Die zusätzliche Anwendung von Scheidentabletten oder -zäpfchen, die Laktobazillen enthalten, zeigt bisher keinen Vorteil gegenüber der alleinigen Antibiotikatherapie. Die Beschwerden verschwinden durch diese Behandlung sehr schnell, leider kommt es aber bei 20 bis 30 Prozent der Betroffenen zu einem Rückfall innerhalb von drei Monaten. Bei wiederholten Rückfällen muss die Therapie länger durchgeführt werden und kann dann in eine vorbeugende Behandlung übergehen, bei der die Medikamente zunächst wöchentlich, dann in weiteren Abständen angewendet werden.

Selbsttest für Schwangere

Bakterielle Vaginosen sind für bis zu 70 Prozent aller Frühgeburten verantwortlich. Da sie oft symptomarm verlaufen, besteht die Gefahr, dass sie zu spät entdeckt werden. Daher steht für Schwangere ein Selbsttest zur Verfügung, mit dessen Hilfe sie zweimal wöchentlich zu Hause den pH-Wert der Scheide selbst messen können. Liegt der pH-Wert über 4,5, sollten sie den Frauenarzt aufsuchen. Die vorbeugende Wirksamkeit dieser Methode wurde in Studien belegt. Allerdings verordnen Frauenärzte den Test nicht routinemäßig. Manche Krankenkassen übernehmen die Kosten.

Kurz zusammengefasst:

Die bakterielle Vaginose stellt die häufigste krankhafte Situation der Scheide dar. Auch wenn sie wenig Symptome verursacht, muss sie behandelt werden, da sie zu Unfruchtbarkeit oder bei Schwangeren zu Frühgeburten führen kann. Die Therapie kann manchmal langwierig sein, da die bakterielle Vaginose dazu neigt wiederzukehren.

Kapitel 7
Sexuell übertragbare Krankheiten: Die (Un-)Heimlichen

Es gibt viele verschiedene sexuell übertragbare Krankheiten (abgekürzt STD für „sexually transmitted diseases"), die auf die unterschiedlichsten Arten zutage treten. Das können Hauterscheinungen wie kleine Geschwüre, Ausschläge oder kleine Pusteln sein, Ausfluss aus der Scheide oder Schmerzen im Beckenbereich.

Leider gibt es weder typische körperliche Anzeichen, die eine STD erkennen lassen, noch lassen Äußerlichkeiten wie sozialer Hintergrund oder Bildung erahnen, ob ein Mensch Bakterien oder Viren in sich trägt, die das Leben möglicherweise verändern können.

Bei vielen STD treten bei den betroffenen Männern eher Symptome an den Geschlechtsorganen auf als bei Frauen, bei denen oft überhaupt keine Symptome vorhanden sind. Manchmal wird die STD bei einer Frau erst bemerkt, wenn die dadurch bedingten Entzündungen schon die Eileiter verklebt haben und Ursache dafür sind, dass die betroffene Frau nicht schwanger wird.

Etliche Frauenärzte untersuchen ihre Patientinnen – vor allem junge Frauen, die ihre ersten sexuellen Beziehungen haben – deshalb routinemäßig auf zwei weit verbreitete STD: Chlamydieninfektionen und Gonorrhö. Beide sind nicht eigentlich Erkrankungen des V-Bereichs, da sie in erster Linie die Zervix (Gebärmutterhals, s. Seite 18) betreffen; sie können aber auch Symptome im Vulvabereich hervorrufen und werden deshalb aufgrund ihrer Bedeutung im Folgenden beschrieben.

Chlamydien

Chlamydien sind die häufigsten Erreger einer Entzündung der Zervix und verlaufen überwiegend symptomlos. Bei etwa 5 Prozent der jungen, sexuell aktiven Frauen lassen sich die Erreger nachweisen. Beschwerden beim Wasserlassen, Zwischenblutungen, Blutungen beim Geschlechtsverkehr oder unklare Unterbauchbeschwerden können Hinweise für eine Infektion sein, ebenso schleimig-eitriger Ausfluss aus der

Zervix. Wenn die Erreger über die Gebärmutter in die Eileiter und von dort in den Bauchraum wandern, können im schlimmsten Falle diese Organe und der gesamte Beckenbereich infiziert werden. Unbehandelte Infektionen sind die häufigste Ursache für eine Eileiterverklebung, die zu Unfruchtbarkeit oder Eileiterschwangerschaft führen kann. Die Diagnose erfolgt über die Entnahme eines Abstrichs aus der Zervix und eventuell auch aus der Harnröhre. Mittels eines PCR(Polymerase-Kettenreaktions)-Tests oder ähnlicher spezifischer Tests lassen sich die Chlamydien nachweisen. Bei Schwangeren wird der Test routinemäßig durchgeführt.

Die Therapie erfolgt mittels bestimmter Antibiotika – meist Makrolide oder Tetrazykline – über mindestens 10 Tage. In der Schwangerschaft werden andere Antibiotika verordnet. Der Partner muss unbedingt ebenfalls behandelt werden. Bei dem betroffenen Paar muss das Therapieergebnis anschließend kontrolliert werden.

Gonorrhö

Besser bekannt ist diese STD unter dem Begriff „Tripper"; der Erreger heißt Neisseria gonorrhoe. Gelegentlich ist die Gonorrhö mit einer Chlamydieninfektion kombiniert, tritt aber erheblich seltener auf als diese.

Oft bestehen keine typischen Symptome wie Ausfluss. Am häufigsten ist die Zervix betroffen, aber auch Harnröhre, Enddarm, Bartholinische Drüsen (siehe Seite 16) und Nasen-Rachen-Raum können infolge verschiedener Sexualpraktiken betroffen sein. Wenn die Erreger wandern, kann es zur Entzündung der Gebärmutterschleimhaut, der Eileiter und der Eierstöcke kommen, mit denselben Folgen wie bei einer Chlamydieninfektion. Auf dem Blutweg können außerdem Gelenke befallen werden. Wird die Gonorrhö in der Schwangerschaft nicht entdeckt, kann es beim Neugeborenen zu einer Bindehautentzündung mit – im schlimmsten Fall – Erblindung kommen.

Im Gegensatz zur Chlamydieninfektion ist die Gonorrhö eine meldepflichtige STD. Die Diagnose wird durch Aufbringen des Abstrichs – aus Zervix oder Harnröhre – auf einen speziellen Nährboden erbracht, Menstruationsblut kann – ganz im Gegensatz zu anderen Infektionen – den Nachweis der Erreger erleichtern. Die Therapie erfolgte früher mit Penicillin. Nachdem aber immer mehr Erreger gegenüber Penicillin resistent sind, werden andere Antibiotika eingesetzt. Als ausreichend wirksam gilt derzeit vor allem eine Kombination der beiden Antibiotika Ceftriaxon als Injektion sowie Azithromycin zur Einnahme. In der Regel reicht die einmalige Gabe beider Antibiotika aus. Die Behandlung des Partners sowie die Therapiekontrolle sind gesetzlich vorgeschrieben.

Hinweis: Wenn Sie sexuell aktiv sind – speziell wenn Sie unter 30 Jahre alt sind –, sollten Sie Ihren Frauenarzt fragen, ob er bei der jährlichen Routineuntersuchung die Tests auf Chlamydien und Gonorrhö mit einbezieht.

Weitere wichtige STDs sind ausführlich einzeln beschrieben: Trichomonaden (siehe Seite 59), Herpes (siehe Seite 62) und HPV (siehe Seite 68). Hepatitis B und C sowie AIDS werden ebenfalls auf sexuellem Wege übertragen. Sie betreffen aber nicht den V-Bereich und sind daher nicht Gegenstand dieses Buches.

Safer Sex

Es gibt keinen einzigen Test oder Fragebogen, der garantiert, dass ein Partner „STD-frei" ist. Natürlich müssen Sie sich keine Gedanken machen,

- wenn beide Partner niemals Sex mit jemandem anderen hatten,
- wenn beide Partner niemals Drogen injiziert haben und
- wenn beide Partner niemals mit einer STD infiziert waren.

Da solche Idealbedingungen aber nicht realistisch sind, müssen Sie vorbeugen. Das Ansteckungsrisiko steigt generell mit der Zahl der Sexualpartner. Daher gilt die Empfehlung:

- Immer nur ein Sexualpartner im selben Zeitraum.
- Verschaffen Sie sich Kenntnis über die sexuelle Vergangenheit des Partners.
- Wenden Sie konsequent Kondome an.

Wenn Sie irgendwelche Zweifel hinsichtlich der eigenen möglichen Ansteckung oder der des Sexualpartners haben, sollten Tests auf die oben angeführten Infektionen sowie auf AIDS durchgeführt werden, bevor es zum Sexualverkehr kommt. Wenn bei Ihnen eine dieser Infektionen festgestellt wird, sollten Sie den/die Sexualpartner sofort informieren und auffordern, sich ebenfalls behandeln zu lassen.

Der Gebrauch von Kondomen in allen nicht monogamen Beziehungen kann fast immer eine STD verhindern!

Kurz zusammengefasst:

Eine Chlamydieninfektion ist mit Abstand die häufigste sexuell übertragbare Erkrankung bei jungen, sexuell aktiven Frauen. Gonorrhö (Tripper) ist deutlich seltener. Beide Infektionen können Ursache für Entzündungen im Genitalbereich und daraus entstehende Unfruchtbarkeit sein. Deshalb sollten Tests auf beide Erreger Bestandteil der frauenärztlichen Untersuchung sein. Bei Infektion muss der Partner mitbehandelt werden. Nur „Safer Sex" kann vor sexuell übertragbaren Krankheiten schützen.

Kapitel 8
Trichomonaden: „Geißeln" im V-Bereich

Zusammen mit Hefepilzinfektionen und BV gehört die Infektion mit Trichomonaden zu den drei häufigsten Ursachen für Beschwerden im V-Bereich. Meist suchen die betroffenen Frauen aufgrund der Beschwerden ihren Frauenarzt auf, Trichomonaden werden aber auch nicht selten durch Zufall im Rahmen einer anderen Untersuchung festgestellt. Trichomonaden-Infektionen sind die am längsten bekannten Infektionen im V-Bereich. Während sie früher als lästig, aber ungefährlich eingestuft wurden, hat sich diese Ansicht geändert: Trichomonaden können in der Schwangerschaft eine Rolle beim vorzeitigen Blasensprung spielen, ebenso bei Frühgeburten, niedrigem Geburtsgewicht der Babys und bei der Ansteckung mit HIV.

Symptome

Wenn Symptome auftreten, dann in erster Linie als auffälliger Ausfluss, der meist reichlich vorhanden ist. Der Ausfluss ist typischerweise gelblich-grün, schaumig und übel riechend. Das hängt aber ganz von den weiteren vorhandenen Erregern ab: Ist BV zusätzlich vorhanden, so erscheint der Ausfluss zwar reichlich und übel riechend, aber nicht unbedingt gelblich-grün und schaumig. Ausfluss ist Zeichen einer Scheidenentzündung. Nach der Entzündung der Scheide folgt durch den Kontakt mit dem Ausfluss die Entzündung der Vulva, oft begleitet von heftigem Juckreiz. Auch Wasserlassen kann leicht schmerzhaft sein, Geschlechtsverkehr wird als unangenehm empfunden.

Erreger

Trichomonaden sind weder Bakterien – wie bei BV – noch Pilze – wie bei Hefepilzinfektionen –, sondern einzellige Parasiten, die als Protozoen bezeichnet werden. Sie haben in etwa die Größe einer weißen Blutzelle, sind birnenförmig und besitzen an den Enden schnurartige Fortsätze, die an Peitschenschnüre – „Geißeln" – erinnern und deshalb als Flagellen (lateinisch für „Peitschenschnüre") bezeichnet werden. Mithilfe dieser Flagellen bewegen sie sich sehr energisch, sodass sie die Zellen von Vagina und Vulva schädigen können.

Es gibt verschiedene Arten von Trichomonaden, die unterschiedlich aggressiv sind. Etwa die Hälfte aller Infektionen rühren von wenig aggressiven Trichomonaden her, die keine Symptome verursachen.

Trichomonaden fühlen sich in einem weiten pH-Bereich – zwischen 3,5 bis 8,0 – wohl und leben anaerob, also ohne Sauerstoff. Sie entziehen der Scheide sogar Sauerstoff und begünstigen damit das Wachstum anderer anaerober Keime, wie sie bei BV vorhanden sind. Da sie so beweglich sind, können sie auch andere Krankheitserreger „mitnehmen" und über den Zervixkanal in die Gebärmutter und weiter transportieren.

Übertragungsweg

Eine Infektion mit Trichomonaden zählt zu den sexuell übertragbaren Krankheiten. Da Männer in den meisten Fällen keine Symptome haben – und daher auch nicht wissen, dass sie infiziert sind –, übertragen sie die Trichomonaden beim Geschlechtsverkehr auf ihre Partnerin. Wird dann nur die Frau behandelt, kann sie sich immer wieder bei ihrem Partner anstecken und es kommt zu einer Art „Ping-Pong-Effekt" mit ständiger gegenseitiger Ansteckung. Es müssen daher unbedingt beide Partner behandelt werden.

Hinweis: Eine Besonderheit der Trichomonaden besteht darin, dass sie – ohne Symptome zu verursachen – über Jahre in der Vagina überleben können. Es kann daher vorkommen, dass bei Frauen, die jahrelang keinen Geschlechtsverkehr hatten, Trichomonaden festgestellt werden.

Andere Übertragungswege?

Trichomonaden wurden in Whirlpools, am Wasserhahn und in schlecht chlorierten Swimmingpools gefunden. Sie können nach dem Kontakt mit infektiösem Ausfluss bis zu 48 Stunden in feuchten Handtüchern und Badeanzügen überleben. Dennoch ist eine Ansteckung auf diesen Wegen ungewöhnlich, da Trichomonaden vorzugsweise in der Scheide leben und sich vermehren.

Diagnose

Zur Diagnosestellung ist die komplette frauenärztliche Untersuchung notwendig (siehe Seite 33). Im Allgemeinen ist der pH-Wert in den weniger sauren Bereich verschoben und bei 75 Prozent der infizierten Frauen ist der Geruchstest positiv. Unter dem Mikroskop erscheinen viele weiße Blutzellen als Zeichen der Infektion sowie in

60 bis 75 Prozent die typischen Trichomonaden, die sich mittels ihrer Geißeln fortbewegen. Sind keine Trichomonaden erkennbar, aber alle anderen Zeichen deuten darauf hin, ist der nächste Schritt die Anlage einer speziellen Kultur. Bis zum Ergebnis, das zu 95 Prozent sicher ist, kann es drei bis sieben Tage dauern. Da viele Frauen keine Symptome zeigen, sollte bei jeder frauenärztlichen Untersuchung die mikroskopische Überprüfung des Scheidenabstrichs erfolgen.

Therapie

Trichomonaden werden mit Metronidazol behandelt, demselben Wirkstoff, der auch bei BV angewendet wird. Üblicherweise besteht die Therapie in der einmaligen Einnahme von 2 g Metronidazol, die Dosis kann aber auch über mehrere Tage verteilt werden. Besonders wichtig ist die Therapie in der Schwangerschaft aufgrund des Zusammenhangs mit einer vorzeitigen Entbindung. Resistente Fälle sind sehr selten. Meist handelt es sich um eine Wiederansteckung bei einem Sexualpartner. Im Allgemeinen wird dann eine Behandlung mit 2 g Metronidazol täglich über 5 Tage durchgeführt.

! Der Partner muss unbedingt mitbehandelt werden!

Wenn beide Partner behandelt werden, kann in 100 Prozent eine Heilung erreicht werden. Dies sollte in einer weiteren Untersuchung nach der Therapie bestätigt werden.

Hinweis: Da eine sexuell übertragbare Erkrankung wie die Infektion mit Trichomonaden häufig mit anderen sexuell übertragbaren Erkrankungen gemeinsam auftritt, sollte auch nach anderen Erregern gesucht werden: Gonorrhö, Chlamydien, Herpes, Hepatitis B und C und HIV sollten ausgeschlossen werden.

Kurz zusammengefasst:

Eine Trichomonadeninfektion zählt zu den sexuell übertragbaren Krankheiten, da sie nahezu ausschließlich auf diesem Weg übertragen wird. Beide Partner müssen behandelt werden. Die Therapie ist in der Schwangerschaft besonders wichtig, da Frühgeburten sonst die Folge sein können. Trichomonaden sind außerdem oft Wegbereiter für andere sexuell übertragbare Erkrankungen.

Kapitel 9
Genitalherpes – Der lebenslängliche Begleiter

Als sexuell übertragbare Erkrankung (STD) trat Herpes im Geschlechtsbereich – lateinisch Herpes genitalis – in den 60er- und 70er-Jahren des letzten Jahrhunderts in Erscheinung und wurde bald zu der STD, die den meisten Schrecken verbreitete. Heute hat AIDS, das weitaus gefährlicher ist, diese Stelle eingenommen.

Eine Herpesinfektion ist keine Infektion, die man mit entsprechender Behandlung ein für alle Mal aus der Welt schaffen kann: Ist das Herpesvirus erst einmal eingedrungen, setzt es sich endgültig in Nervenendigungen fest und flammt in vollkommen unvorhersehbaren Abständen in Form schmerzhafter Bläschen auf. Danach zieht es sich wieder auf unbestimmte Zeit zurück. Das Herpesvirus ist also ein Erreger, mit dem man es lebenslang zu tun haben kann. Glücklicherweise gibt es inzwischen Medikamente, um die Krankheitserscheinungen in den Griff zu bekommen.

Erreger und Infektionsmechanismus

Die Herpesviren sind über die ganze Welt verteilt. Es handelt sich um zwei Arten, das Herpesvirus 1 (HSV1) und das Herpesvirus 2 (HSV2). Die Durchseuchung – also der Nachweis des Virus – beträgt bei HSV1 mit zunehmendem Alter bis zu 90 Prozent. Bei HSV2, das vor allem für die immer wiederkehrenden Symptome im V-Bereich verantwortlich ist, werden bei etwa 25 Prozent der Bevölkerung Antikörper gefunden. Antikörper bilden sich als Reaktion auf den Kontakt mit dem Virus.

HSV1 verursacht zwar 40 Prozent der Ersterkrankungen im V-Bereich, es bleibt aber häufig bei einer einmaligen Episode. HSV1 ist auch hauptverantwortlich für die bekannten Bläschen an Lippen und Mund. HSV2 dagegen führt nach der Erstinfektion in etwa 80 Prozent zu Rückfällen im V-Bereich.

Die Viren können direkt durch die Haut in die Zellen eindringen. Sie benutzen das Zellmaterial, um neue Viren herzustellen und töten die Zellen anschließend. Mit zunehmender Zerstörung von Zellen sammelt sich Zellflüssigkeit in Form von kleinen sichtbaren Bläschen. Etwa 24 Stunden später wandern die Viren aus dem infizierten Gewebe entlang von Nervenbahnen bis zu bestimmten Nervenzentren (Ganglien), die neben der Wirbelsäule liegen. Sie infizieren auch die Nervenzentren und verlieren dann ihre Aktivität.

Wie lange diese inaktive Phase dauert, bis die Viren wieder aus den Ganglien in die Haut zurückwandern, ist nicht voraussagbar. Stress, Geschlechtsverkehr oder die Menstruation können Auslöser sein.

Tarnkappe der Herpesviren im Tierversuch entdeckt

Herpesviren sind für ihre Fähigkeit bekannt, für das Immunsystem unsichtbar zu sein und zu lebenslangen Infektionen zu führen.

Normalerweise suchen Abwehrzellen des Immunsystems den Körper patrouillenartig nach Zellen ab, die mit Viren infiziert sind. Diese infizierten Zellen kommunizieren mit dem Immunsystem und präsentieren Eiweißbruchstücke auf ihrer Oberfläche. Daran erkennen die Immunzellen die Infektion, zerstören die betreffende Zelle und damit das Virus. Zur „Präsentation" der Eiweißbruchstücke dienen sogenannte MCH1-Moleküle (englisch für „major histocompatibility complex class 1"). MCH1-Moleküle sind der wichtigste Abwehrmechanismus des Körpers, um die meisten Virusinfektionen zu bekämpfen.

Bei Mäusen wurde nun entdeckt, wie ein dem menschlichen Herpesvirus sehr ähnliches Virus diesen Abwehrmechanismus äußerst wirksam sabotiert: Das Virus lagert sich an jenen Molekülkomplex an, der im Inneren der Zelle den MCH1-„Präsentierteller" mit Eiweißbruchstücken belädt. Durch die Anlagerung an diesen Komplex werden die MCH1-Moleküle leicht verformt. Die Zelle erkennt die MCH1-Moleküle dadurch nicht mehr und schickt sie nicht an die zelluläre Müllabfuhr.

Übertragungswege

Anders als bei den sonstigen STD steigt das Risiko einer Ansteckung nicht unbedingt mit der Anzahl der Sexualpartner. Das Herpesvirus ist hoch ansteckend, sodass ein einziger Sexualkontakt ausreicht, wobei viele Infizierte nicht einmal etwas von ihrer Infektion wissen.

Diese Personen sind die sogenannten „asymptomatischen Ausscheider". Meist hatten sie irgendwann eine Infektion mit HSV1 im Mundbereich und ihr Immunsystem hat Antikörper gegen das Virus gebildet. Wenn nun eine zweite Infektion mit HSV2 erfolgt, sind die HSV1-Antikörper häufig in der Lage, eine sichtbare Infektion zu unterdrücken. Die Betroffenen können von dieser Infektion also nichts wissen. Andere Betroffene wiederum, die bereits sichtbaren Herpes im Genitalbereich hatten, können das Virus zu Zeiten übertragen, wenn gar keine Anzeichen von Herpes mehr bestehen.

Da generell 80 Prozent aller Herpesinfektionen im Genitalbereich „still" – also ohne sichtbare Zeichen – verlaufen, ist klar, dass diese beiden Gruppen von Virus-Ausscheidern die häufigste Ansteckungsquelle sind. Es ist aber auch möglich, Herpes über die Hände von den eigenen Lippen oder dem Mundbereich in den V-Bereich zu übertragen. Es gibt auch den umgekehrten Weg – vom Genitalbereich an den Mund, entweder über die Hände oder bei Oralverkehr. Es ist daher nur selten klar nachvollziehbar, wie eine Ansteckung zustande gekommen ist.

Statistische Risikofaktoren für eine Herpesinfektion

Rein statistisch steigt das Ansteckungsrisiko mit folgenden Faktoren:

- frühes Alter beim ersten Geschlechtsverkehr,
- viele Sexualpartner,
- Zeitraum seit Beginn sexueller Aktivität,
- Erkrankung an anderen STD,
- geringes Einkommen und Bildung.

Symptome

Die Symptome hängen ganz davon ab, ob es sich um eine Ersterkrankung mit oder ohne Antikörperbildung oder um einen Rückfall handelt.

Am schlimmsten sind die Symptome, wenn die Erkrankung ausbricht und keine Antikörper gegen HSV1 oder HSV2 vorhanden sind. Die Zeit zwischen der Ansteckung und dem Auftreten erster Symptome kann zwischen zwei und zehn Tagen betragen. Brennen und Jucken können die ersten Symptome sein, bevor sichtbare Rötungen auftreten, die sich in mit wässriger Flüssigkeit gefüllte Bläschen umwandeln. Die Bläschen wiederum können aufbrechen und es entwickeln sich kleine, flache Geschwüre, die extrem schmerzhaft sein können.

Am häufigsten betroffen sind große und kleine Schamlippen, Klitoris, Damm und die Gegend um den After. Auch die Zervix ist oft mit betroffen. Die Schamlippen können so geschwollen und schmerzempfindlich sein, dass eine Untersuchung kaum möglich ist. Die Lymphknoten der Leiste sind geschwollen. Wasserlassen kann ebenfalls schmerzhaft sein, entweder durch den Urin, der die befallenen Stellen reizt, oder durch Geschwüre am Harnröhreneingang. Auch allgemeine Krankheitssymptome wie bei einem grippalen Infekt sind nicht selten. Eine zusätzliche Hefepilzinfektion oder – seltener – eine bakterielle Infektion können das Ganze noch verschlimmern.

Die Symptome erreichen nach sieben bis zehn Tagen ihren Höhepunkt. Danach verkrusten die Geschwüre und nach insgesamt zwei bis drei Wochen ist alles abgeheilt. Etwa ein Drittel aller Frauen mit Ersterkrankung ohne Antikörper reagieren mit derart heftigen Symptomen. Wenn die Abwehrkräfte des Körpers insgesamt sehr schwach sind, kann über den Blutweg sogar eine allgemeine Infektion entstehen, schlimmstenfalls auch eine Hirnhautentzündung.

Wenn bereits Antikörper – egal ob gegen HSV1 oder HSV2 – vorhanden sind, sind die Symptome einer Ersterkrankung meist deutlich milder und der Verlauf rascher. Davon zu unterscheiden sind häufig wiederkehrende Erkrankungen, die immer durch dasselbe Virus – also entweder HSV1 oder HSV2 – hervorgerufen werden. Die Abstände zwischen den Rückfällen können dabei immer kürzer werden, wobei diese im Allgemeinen aber erheblich milder verlaufen als die erste Infektion. Komplikationen sind in diesen Fällen die Ausnahme.

Hygiene während der Herpeserkrankung

- Waschen Sie die Hände nach jedem Toilettengang.
- Vermeiden Sie es, sich die Augen zu reiben.
- Nehmen Sie Sitzbäder in einer gesonderten Wanne.
  Sorgen Sie dafür, dass niemand außer Ihnen die Wanne benutzt.
- Benutzen Sie gesonderte Handtücher und Waschlappen.

Diagnose

Die Viren lassen sich innerhalb von zwei bis fünf Tagen in einer speziellen Zellkultur anzüchten, wobei es darauf ankommt, wo der Abstrich entnommen wurde. Am besten kann das Virus aus dem Abstrich der in den Bläschen enthaltenen Flüssigkeit nachgewiesen werden, weniger gut aus offenen Geschwüren und am schlechtesten aus verkrusteten Geschwüren.

Eine neuere Untersuchung, die Polymerase-Kettenreaktion (PCR), ist die empfindlichste Methode. Sie hat eine hundertprozentige Nachweisrate und kann auch kleine Virusmengen erfassen.

Therapie

Es gibt mehrere Wirkstoffe, sogenannte Virostatika, die die Vermehrung der Viren hemmen. Der bekannteste ist Aciclovir. Bei sehr stark ausgeprägten Symptomen kann eine mehrtägige Therapie mittels Infusionen in die Venen notwendig sein. Ansonsten wird Aciclovir hoch dosiert über zehn Tage eingenommen. Die Symptome bessern sich meist rasch, wobei es auf einen möglichst frühen Therapiebeginn ankommt. Daher wird Aciclovir meist bereits bei Verdacht auf eine Herpesinfektion gegeben, ohne die Untersuchungsergebnisse abzuwarten.

Immer wieder auftretende Rückfälle können mit einer Dauertherapie behandelt werden. Nach einigen Monaten der Einnahme wird Aciclovir abgesetzt, um zu sehen, ob die Rückfälle ausbleiben. Aciclovir wirkt nur auf die befallenen Zellen und ist daher ein sehr sicheres Medikament. In der Schwangerschaft kann Aciclovir ab der 15. Schwangerschaftswoche eingesetzt werden, um die Infektion vor der Entbindung unter Kontrolle zu bekommen. Wird die Infektion erst zur Zeit der Entbindung entdeckt, sollte eine Kaiserschnitt-Entbindung durchgeführt werden, um die Infektion des Neugeborenen zu vermeiden.

Hinweis: Wenn Sie zu immer wiederkehrenden Herpesinfektionen neigen, sollten Sie allgemein auf Ihre Gesundheit und auf ein widerstandfähiges Immunsystem achten. Sprechen Sie mit Ihrem Arzt über entsprechende Maßnahmen. (Zu „Safer Sex" siehe Seite 58).

Impfstoff gegen Genitalherpes

Seit Jahrzehnten arbeiten Forscher an der Entwicklung einer Herpesimpfung. Nun befindet sich ein neuer Impfstoff gegen Genitalherpes in der Phase der klinischen Erprobung. Der Wirkstoff soll sowohl gegen HV1 als auch HV2 wirksam sein und zuverlässig vor einer Ansteckung schützen. Bis der Wirkstoff auf den Markt kommt, wird noch einige Zeit vergehen.

Gürtelrose im V-Bereich

Gürtelrose – auch als Herpes zoster bezeichnet – ist eine schmerzhafte, durch das Varizellen-Zoster-Virus (VZV) verursachte Hauterscheinung. Sie kann auch die weibliche Genitalregion befallen. Ein Ausschlag im V-Bereich, der aus berührungsempfindlichen, schmerzhaften Bläschen oder Geschwüren besteht, erweckt zunächst den Verdacht auf eine Erkrankung an Herpes genitalis. Die Herpes-Kulturen sind jedoch negativ, wenn Gürtelrose die Ursache ist. Der sogenannte direkte Fluoreszenz-Antikörper-Test (DFA) ist exzellent bei der Aufdeckung des Varizellen-Zoster-Virus.

! Der Genitalherpes kann mit der Gürtelrose im V-Bereich verwechselt werden!

Eine Gürtelrose heilt zwar äußerlich ab, es können aber starke Schmerzen oder intensiver Juckreiz als Folge von Nervenschädigungen im befallenen Hautbereich zurückbleiben. Manchmal können die Schmerzen dem Ausschlag vorausgehen, gelegentlich treten nur Schmerzen ohne Ausschlag auf.

Der über das Abklingen des Bläschenausschlags hinaus verbleibende Schmerz wird als „postherpetische Neuralgie" (Nervenschmerz) bezeichnet und tritt umso häufiger auf, je älter die befallenen Personen sind.

Neben der längerfristigen Therapie mit Aciclovir – wie bei häufig wiederkehrendem Herpes genitalis – muss die Behandlung der Nervenschmerzen erfolgen. Hierzu eignen sich die Medikamente, die auch zur Behandlung der Vulvodynie – also der chronischen Schmerzen im V-Bereich – geeignet sind (siehe Seite 118). Dazu zählen:

- Opiate (Morphium-ähnliche Medikamente),
- trizyklische Antidepressiva (siehe Seite 119),
- Antiepileptika (siehe Seite 121),
- lokale Betäubungsmittel,
- Schmerzmittel mit antientzündlicher Wirkung (siehe Seite 123).

! Wenn Sie Bläschen oder kleine Geschwüre in oder nahe von Vulva oder After bemerken, sollten Sie sofort Ihren Frauenarzt aufsuchen, damit sowohl Tests im Hinblick auf Genitalherpes (HSV) als auch auf Gürtelrose (VZV) durchgeführt werden. Erinnern Sie Ihren Arzt daran, falls er nicht selbst daran denkt.

urz zusammengefasst:

Das Herpesvirus existiert in zwei Formen und kann sowohl sexuell übertragen werden als auch in Form der Selbstinfektion zwischen Mund und Genitalbereich. Da die allgemeine Durchseuchung der Bevölkerung sehr hoch ist und die Ansteckung auch ohne sichtbare Infektionszeichen erfolgen kann, ist der Ansteckungsweg meist nicht nachvollziehbar. Bei Bläschen im Genitalbereich muss auch an eine Gürtelrose gedacht werden.

Kapitel 10
HPV: Ein Virus mit vielen Gesichtern

HPV ist die Abkürzung für „humanes Papillomvirus". Vielleicht haben Sie über dieses Virus schon im Zusammenhang mit Krebserkrankungen des Gebärmutterhalses (Zervixkarzinom) gelesen oder gehört. Oder Sie wurden wegen Warzen im Vulvabereich behandelt, die durch HPV verursacht wurden. Möglicherweise wurde im Rahmen einer anderen Untersuchung festgestellt, dass HPV bei Ihnen vorhanden ist, Sie hatten aber keinerlei Symptome.

HPV kann ganz unterschiedliche Effekte haben oder auch ganz unbemerkt im V-Bereich vorhanden sein. Seit man von der engen Beziehung zwischen HPV und Zervixkarzinom weiß, wird großes Augenmerk auf diesen Erreger gerichtet. So geht man inzwischen davon aus, dass 60 Prozent der Frauen im sexuell aktiven Alter mit HPV in Berührung gekommen sind. Das ist ein geradezu epidemisches Ausmaß! Bei den meisten Frauen kommt es aber nicht zu irgendwelchen Symptomen: Das Virus lagert „stumm" in den Zellen von Haut oder Schleimhaut, was man auch als latente Infektion bezeichnet.

Im Gegensatz zum Herpesvirus hat es aber nicht den Anschein, dass die einmalige Infektion mit HPV zu einem lebenslang im Körper verbleibenden Virus führt. Meist verschwindet das Virus ohne Behandlung nach drei bis sechs Monaten. Oder das Virus ruft Veränderungen hervor, die behandelt werden müssen:

- Warzen im Genitalbereich oder
- Veränderungen der Zellen im Zervixbereich mit möglicher
- Entwicklung eines Zervixkarzinoms.

Erreger und Übertragungswege

Wie der Name sagt, handelt es sich um ein Virus, das sogenannte humane (menschliche) Papillom(Warzen)-Virus. Es gibt mehr als 100 HPV-Typen, die in der Reihenfolge ihrer Entdeckung beziffert wurden: HPV1 wurde als Erstes entdeckt, HPV18 beispielsweise als Achtzehntes. Etwa 30 HPV-Typen können Warzen im Geschlechts- und Analbereich hervorrufen, etwa ein Dutzend werden mit der Entstehung von Gebärmutterhalskrebs in Verbindung gebracht.

HPV wird ganz überwiegend auf sexuellem Weg übertragen und ist hoch ansteckend, was auch die nahezu epidemische Verbreitung erklärt. Wie beim Herpesvirus ist nicht unbedingt die Anzahl der Sexualpartner entscheidend; HPV kann bei einem einzigen Geschlechtsverkehr „erworben" werden, wenn der Partner ein Virus eines aggressiven Typs trägt.

Wenn sichtbare Zeichen einer Infektion in Form von Warzen bestehen, kann das Virus eventuell besser übertragen werden, meist erfolgt die Ansteckung aber, wenn gar keine Symptome vorhanden sind. Oft wissen die Betroffenen nicht, dass sie Träger des Virus sind.

Wie bereits erwähnt, verlaufen aber die meisten Infektionen „stumm" (latent) und klingen von selbst ab, wenn das Immunsystem des Körpers intakt ist. Sie können aber auch über Jahre latent bleiben und irgendwann – infolge einer Schwächung des Immunsystems durch Krankheit oder Stress – wieder aktiv werden. Wie beim Herpes genitalis lässt sich daher nur selten zurückverfolgen, wann eine Ansteckung stattgefunden hat. Kondome bieten leider nur begrenzten Schutz – etwa 35 % –, da sich die Viren auch in der Haut des Hodensacks befinden können.

Der nicht sexuelle Übertragungsweg ist selten: Bei der Geburt können vorhandene Warzen das Neugeborene infizieren, und gelegentlich können Warzen von einem anderen Körperteil auf die Vulva übertragen werden.

Warzen im V-Bereich durch HPV

Alle Warzen werden von irgendeinem HPV-Typ hervorgerufen. Diese Viren infizieren ausschließlich Haut und Schleimhaut; manche bewirken Warzen an Händen oder Füßen, andere (siehe oben) Warzen im Genitalbereich, vor allem an Vulva, Vagina und Zervix. Warzen im V-Bereich werden als Feigwarzen bezeichnet.

Die Zeit zwischen Ansteckung und Erscheinen der Warzen variiert zwischen zwei bis drei Wochen und einigen Monaten – je nach Stärke des Immunsystems. Nach einer anfänglichen Reizung der Haut und Jucken im Vulvabereich erscheint eine gerötete Stelle, aus der eine scharf umrissene, fingerähnliche Warze hervorgeht. „Junge" Warzen sind weißlich, ältere entweder bräunlich – an pigmentierten Hautstellen – oder violett im Bereich der Schleimhäute, wenn Blutgefäße durchschimmern. Die Form kann stielförmig oder rundlich sein. Von der Größe her müsste man eher von Wärzchen als von Warzen sprechen: sie bewegt sich zwischen Stecknadelkopf- und Linsengröße.

Am häufigsten betreffen die Warzen die Vulva einschließlich des Scheideneingangs sowie große und kleine Schamlippen. Vagina, Damm und Bereich um den After sind nur halb so oft betroffen. Die Warzen finden sich nicht selten an mehreren Stellen, wobei Vulva und Zervix oft gemeinsam befallen sind.

Hinweis: HPV-Warzen können leichte Reizungen oder Juckreiz auslösen, aber keinen Schmerz! Meist sind sie einfach nur lästig, verursachen aber keine Beschwerden.

Diagnose

Manchmal sind die Warzen einfach zu identifizieren. Sie können aber dem Aussehen nach auch an andere Erkrankungen im Hautbereich erinnern. Vor der Therapie sollte daher eine kleine Gewebeprobe (siehe Seite 36) entnommen werden. Da die Zervix oft mit betroffen ist, sollten zusätzlich ein Pap-Test und eine Kolposkopie (siehe Seite 36 und Seite 37) von Zervix, Vagina und Vulva durchgeführt werden.

Therapie

Eine absolut sichere Heilungsmethode gibt es nicht, da Warzen die Tendenz haben, häufig wiederzukommen. Warzen können zerstört oder entfernt werden. Je nachdem beträgt die Erfolgsquote 30 bis 90 Prozent.

Sind nur wenige Warzen vorhanden, reicht oft die lokale Behandlung mit Substanzen, die vom Arzt mehrmals wöchentlich über einige Wochen (zum Beispiel Podophyllin oder Trichloressigsäure) oder selbst angewandt werden können: zum Beispiel Imiquimod, eine Creme, die spezifische Abwehrmechanismen des Körpers aktiviert. Die Kombination mit einer Vereisung der Warzen (Kryotherapie) zeigt gute Erfolge. Bei ausgedehnterem Befall kommen die Abtragung der Warzen mit der Elektroschlinge, die Kryotherapie oder die Verkochung (Koagulation) mit dem Infrarot-Koagulator infrage. Die chirurgische Ausschneidung oder die Lasertherapie werden bei schwerem Befall angewendet. Manchmal hilft auch die mehrmalige Unterspritzung der Warzen mit der Substanz Interferon, deren genauer Wirkmechanismus noch nicht bekannt ist. Es wird ein Einfluss auf das Immunsystem mit antiviralem Effekt angenommen. Eine Kombination verschiedener Therapien ist möglich.

> **!** Es ist nicht auszuschließen, dass aggressive Methoden wie die Abtragung der HPV-Warzen im Vulvabereich mittels Laser – eventuell auch andere Methoden – die Entwicklung einer Vestibulodynie fördern können.

HPV und Gebärmutterhals (Zervix)

Wie Sie bereits wissen, besitzt der Gebärmutterhals dieselbe Haut wie die Scheide, der Zervixkanal ist aber von einer anderen Schleimhaut ausgekleidet. Die Zellen in dem Bereich, in dem diese unterschiedlichen Schleimhäute aneinanderstoßen, werden bevorzugt von HPV heimgesucht.

Das HPV-Virus kann in diesem Übergangsbereich eine Krebserkrankung auslösen. Das passiert aber nicht plötzlich: Die Entwicklung verläuft über einige Vorstufen – frühe Stadien –, die zwar keine Symptome machen, jedoch beim Pap-Test entdeckt werden können. Frühstadien bedeuten, dass die durch HPV veränderten Zellen nur in den oberen Zellschichten liegen, was als Dysplasie bezeichnet wird. Je nach Eindringtiefe der veränderten Zellen werden drei Stadien unterschieden von 1 (oberste Schicht) über 2 (mittlere Hautschicht) bis 3, wenn die gesamte Schleimhaut durchdrungen ist. Letzteres wird auch als Carcinoma in situ bezeichnet: örtlich begrenztes Karzinom.

Obwohl die Stadien 1 und 2 sich nur langsam weiterentwickeln und manchmal sogar ohne Therapie wieder verschwinden, ist eine Therapie notwendig.

Spritze gegen Gebärmutterhalskrebs!

Es gibt eine Impfung gegen Gebärmutterhalskrebs (Zervixkarzinom). In Studien an Frauen zwischen 16 und 25 Jahren erwies sich der Wirkstoff als 100 % wirksam. Der Wirkstoff kurbelt das Immunsystem an, um das HPV anzugreifen, das in den meisten Fällen den Krebs verursacht. Damit werden vier der häufigsten HPV-Typen bekämpft. Allerdings wirkt der Impfstoff nur bei Frauen, die noch nicht sexuell aktiv waren. Vor dem Eintritt der Pubertät sollte daher jedes Mädchen unbedingt diese Impfung erhalten! Sprechen Sie als Mutter mit dem behandelnden Kinderarzt.

Diagnose

Vor der mehr oder weniger eingreifenden Therapie bei Zellveränderungen im Zervixbereich muss die Diagnose gesichert sein durch:

- Pap-Test,
- Kolposkopie und
- Biopsie.

Alle drei Befunde müssen darin übereinstimmen, dass (noch) keine Krebserkrankung besteht. In unklaren Fällen kann auch ein spezieller HPV-Test weiterhelfen. Weiterhin muss sich der veränderte Bereich außerhalb des Zervikalkanals befinden und gut sichtbar sein, sodass die folgenden Therapiemethoden Erfolg versprechen.

Generell kann man sagen, dass die Aussagekraft des Pap-Tests aufgrund des langsamen Wachstums der Dysplasien umso höher ist, je regelmäßiger der Test durchgeführt wird. Ein genauerer Test, bei dem das Vorhandensein von HPV direkt nachgewiesen wird, bietet eine deutlich bessere Möglichkeit zur Früherkennung.

Therapie

Die Kryotherapie, bei der das veränderte Gewebe vereist wird und dadurch die Zellen absterben, ist bei den Stadien 1 und 2 einsetzbar und hängt von der Größe des betroffenen Areals ab. Sie kann ambulant durchgeführt werden. Danach ist für ein bis zwei Wochen mit vermehrtem wässrigem Ausfluss zu rechnen.

Die Zerstörung des veränderten Gewebes mittels Laser kann bei ausgedehnteren Arealen eingesetzt werden, auch bei Stadium 3. Außerdem kann per Laser auch ein kleines Gewebsstückchen zur feingeweblichen Untersuchung entnommen werden. Die Wunde heilt innerhalb von zehn Tagen ab. Mit dem Laser kann auch eine sogenannte Konisation vorgenommen werden. Dabei wird ein kegelförmiges Stück aus der Zervix herausgeschnitten, das auch einen Teil des Zervikalkanals beinhaltet. Die Konisation wird durchgeführt, wenn die Diagnostik nicht eindeutig war und die Zellveränderungen bis in den Zervikalkanal reichen.

Die Abtragung mit der Elektroschlinge kann – wie der Laser auch – sowohl zur Gewebeentnahme aus verdächtigen Bezirken eingesetzt werden als auch zur Therapie, indem die befallenen Areale abgetragen werden. In den frühen Stadien der Zellveränderungen an der Zervix ist also eine Heilung mit relativ einfachen Mitteln möglich. Frauen, die solche Veränderungen hatten, sollten regelmäßig kontrolliert werden.

! Nur, wenn Sie Ihre jährliche Vorsorgeuntersuchung bei der Frauenärztin/beim Frauenarzt regelmäßig wahrnehmen, bei der ein Pap-Test durchgeführt wird, haben Sie die Chance zur rechtzeitigen Entdeckung und Heilung von Krebsvorstufen.

Kurz zusammengefasst:

HPV wird sexuell übertragen und ist sehr weit verbreitet. Es kann Warzen im Genitalbereich verursachen oder symptomlos bleiben. Gefährlich ist seine Fähigkeit, Zellen im Bereich des Gebärmutterhalses zu verändern, sodass daraus Krebs entstehen kann. Gebärmutterhalskrebs ist der häufigste Krebs im Genitalbereich. Regelmäßige Vorsorgeuntersuchungen und frühzeitige Therapie schützen vor der Krebsentstehung. Jedes Mädchen sollte gegen HPV geimpft werden.

Kapitel 11
Oft übersehen: Wenig bekannte Ursachen für V-Beschwerden

Juckreiz, Ausfluss und trockene Scheide können auch andere als die bisher beschriebenen, besser bekannten Ursachen haben. Hinterhältigerweise begleiten sie häufig andere Infektionen und stecken dahinter, wenn diese – zuerst diagnostizierten und behandelten Infektionen – nicht abzuheilen scheinen. Manchmal kann sogar die Therapie für eine andere Infektion der Auslöser sein.

Atrophische Vaginitis/atrophische Vulvovaginitis

Dieser Begriff bezeichnet die Entzündung von Scheide – Vaginitis – beziehungsweise die Entzündung von Scheide und Vulva – Vulvovaginitis – durch Östrogenmangel, wie er in erster Linie in und nach den Wechseljahren auftritt.

Östrogenmangel führt zur Rückbildung und Verdünnung der Haut und macht anfällig für Entzündungen. Die Besonderheiten dieser Lebensphase im Hinblick auf die V-Region wurden bereits einschließlich der Therapiemöglichkeiten beschrieben (siehe Seite 26). Das erste Symptom ist meist eine trockene Scheide und Vulva. Auch die Feuchtigkeit, die bei sexueller Erregung auftritt, ist stark vermindert, was zu Schmerzen beim Geschlechtsverkehr führt. Als Folge kann unangenehmer Ausfluss auftreten, manchmal kann die Scheide sogar so verletzt werden, dass es blutet.

Als Therapie ist in erster Linie die Östrogengabe wichtig, die in unterschiedlicher Form als sogenannte Hormonersatztherapie durchgeführt wird. Es kann durchaus vorkommen, dass die Östrogenzufuhr in Tabletten- oder Pflasterform nicht ausreicht, um die V-Region wieder zu stabilisieren. Dann sollte zusätzlich Estriol – das für die V-Region spezifische Östrogen – als Vaginalcreme oder -zäpfchen angewendet werden. Beim Geschlechtsverkehr können zusätzlich Gleitmittel auf wasserlöslicher Basis verwendet werden.

! Wenn Östrogenmangel die Ursache ist, reicht die alleinige Therapie der Infektion nicht aus. Ohne Östrogenersatz werden diese Infektionen immer wieder auftreten.

Streptokokken-Vaginitis

Wie sie bereits wissen, ist eine gewisse Anzahl an Bakterien immer in der Scheide vorhanden, ohne dass es zu einer entzündlichen Infektion kommt. Dazu gehören auch Streptokokken verschiedener Gruppen – A, B und D –, die unter bestimmten Voraussetzungen eine Infektion in Gang setzen können.

Sehr oft sind vorher Antibiotika zur Bekämpfung einer anderen Erkrankung wie BV (siehe Seite 52) angewendet worden. Diese Antibiotika haben die „freundlichen" Laktobazillen reduziert und damit den Weg für die Vermehrung der Streptokokken frei gemacht.

Die Symptome bei einer Streptokokken-Infektion sind Entzündung der Scheide, Reizungen an Scheide und Vulva sowie Ausfluss. Bei der Untersuchung finden sich ein erhöhter pH-Wert und unter dem Mikroskop viele weiße Blutzellen als Zeichen der Infektion, keine oder kaum Laktobazillen, aber dafür etliche kleine kugelförmige Bakterien. Durch Anlegen einer Kultur kann die Streptokokken-Gruppe identifiziert werden.

Die Therapie besteht in der mindestens 10-tägigen Einnahme eines Antibiotikums, des Amoxicillins. Gleichzeitig muss Vorsorge gegen eine durch die Antibiotikagabe bedingte Hefepilzinfektion getroffen werden, entweder durch Verwendung einer Anti-Pilz-Creme oder durch Einnahme von Fluconazol in Tablettenform (siehe Seite 48).

! Unnötige Einnahme von Antibiotika sollte möglichst vermieden werden. Die Diagnose einer Streptokokken-Infektion muss daher durch pH-Wert-Messung und zusätzliches Anlegen einer Kultur gesichert sein, wenn die mikroskopische Untersuchung keine Klarheit schafft.

Mobiluncus vaginalis

Bei diesem Erreger handelt es sich um kleine, gebogene stangenförmige Organismen, die die Scheide normalerweise in geringer Zahl bevölkern. Voraussetzung für ihre Vermehrung ist immer eine Antibiotika-Therapie, die das „Ökosystem" der Scheide aus der Balance bringt. Oft tritt dies nach einer BV-Behandlung mit Metronidazol auf.

Einziges Symptom ist meist ein klebriger, weißer Ausfluss, der an Vanille-Joghurt erinnert und häufig mit einer Hefepilzinfektion verwechselt wird. Der Ausfluss kann faulig riechen, aber er reizt Vulva und Vagina nicht besonders. Die Diagnosestellung ist nicht einfach. Zwar ist der pH-Wert erhöht, der Geruchstest positiv und unter dem normalen Mikroskop sieht man „clue cells", aber nicht immer die typischen Mobiluncus-Erreger. Wenn eine Behandlung gegen BV zu keiner Besserung des Ausflusses führt, sollte daher eine Untersuchung unter einem Phasenkontrast-Mikroskop erfolgen.

Damit kann man erkennen, dass die Laktobazillen verschwunden sind und an den abgeschilferten Zellen der Scheide Mobiluncus-Organismen kleben.

Die Behandlung ist dieselbe wie bei der bakteriellen Vaginose: In erster Linie Metronidazol, ansonsten Clindamycin. Die Behandlungsdauer ist aber erheblich länger. Nicht selten sind diese Erreger nur mittels mehrerer Antibiotika-Infusionen mit den Wirkstoffen Ampicillin und Gentamycin auszurotten.

Desquamative entzündliche Vaginitis (DEV)

Bei dieser mysteriösen Scheidenentzündung findet sich bei der Untersuchung eine ausgeprägte Entzündung der Scheide, die zur starken Abschilferung – lateinisch Desquamation – der Scheidenzellen führt. Auch die Vulva ist entzündet. Die Symptome sind ausgeprägter, eiterähnlicher, gelb-grüner Ausfluss, der über Jahre bestehen kann, und Schmerzen beim Geschlechtsverkehr.

Es können auch Blutspuren im Ausfluss erkennbar sein. Außerdem können Brennen und Jucken im Vulva-Bereich vorhanden sein. DEV kann zu jeder Zeit bei Frauen im fruchtbaren Alter auftreten, aber auch nach den Wechseljahren. Bei der Untersuchung zeigt sich der pH-Wert erhöht, unter dem Mikroskop werden viele weiße Blutzellen und Zellen aus einer ganz tief gelegenen Schicht der Scheide – sogenannte Parabasalzellen – gefunden. Laktobazillen fehlen.

Antibiotika und Östrogenbehandlung sind bei DEV erfolglos. Da etliche Experten einen Zusammenhang zwischen DEV und einer Hauterkrankung, dem Lichen planus (siehe Seite 84) sehen, wird die Behandlung mit Kortison empfohlen. Eine solche Behandlung kann mit Hydrokortison-Zäpfchen geschehen, die zunächst täglich in die Scheide eingeführt werden, bei Besserung in weiteren zeitlichen Abständen. Die Behandlung erfordert meist viel Geduld.

Zu viele Laktobazillen?

Vor einigen Jahren wurde vermutet, dass zu üppiges Wachstum von Laktobazillen das Scheidenmilieu „zu sauer“ machen und Ausfluss und Jucken in der zweiten Zyklushälfte sowie leichte Beschwerden beim Verkehr verursachen könne.
Heute geht man davon aus, dass es nicht „zu viele“ Laktobazillen in der Scheide geben kann, sondern dass es sich meistens um eine überschießende Vermehrung von Laktobazillen nach längerer Behandlung einer anderen Infektion – wie zum Beispiel Hefepilze – handelt.
Wenn bei Jucken und Ausfluss diagnostisch „nur“ sehr viele Laktobazillen festgestellt werden, muss weiter nach einer anderen Ursache gefahndet werden. Die Laktobazillen sind nicht die Ursache.

Kurz zusammengefasst:

V-Beschwerden können auch durch Ursachen hervorgerufen werden, an die nicht gleich gedacht wird, wie Östrogenmangel und Erreger wie Streptokokken und Mobiluncus vaginalis oder durch unbekannte Ursachen, die aber typische Symptome verursachen. Zu viele Laktobazillen verursachen dagegen keine Beschwerden.

Im folgenden Kapitel erfahren Sie alles über Hauterkrankungen im V-Bereich, die nicht selten die Ursache für Beschwerden sind.

Kapitel 12
Hauterkrankungen im V-Bereich

Sicherlich sind Ihnen Hauterkrankungen bekannt, die mit Juckreiz einhergehen, wie Ekzeme oder Schuppenflechte. Auch Allergien gegen die unterschiedlichsten Substanzen sind Ihnen geläufig – aber dachten Sie daran, dass diese Erkrankungen auch an der Vulva bestehen können?

Hautkrankheiten gehören aber tatsächlich zu den häufigen Ursachen für Probleme im V-Bereich (siehe Beispiel von Angelika Seite 9). Für die meisten Hautkrankheiten gibt es Behandlungsmöglichkeiten und die Vulva bildet in dieser Hinsicht keine Ausnahme. Chronische Hautkrankheiten verschwinden durch die Behandlung jedoch meist nicht vollständig und für immer. Man muss lernen, mit ihnen umzugehen und sie als Bestandteil des Lebens zu akzeptieren. Wenn man sich dessen bewusst ist und sich täglich etwas Zeit für die Behandlung nimmt, kann man chronische Hauterkrankungen der Vulva gut in den Griff bekommen. Im Folgenden erfahren Sie die wichtigsten Fakten über Entzündungen und Erkrankungen der Haut im V-Bereich.

Dermatitis

Wie die Endung -itis bereits verrät, handelt es sich um eine Entzündung der Haut, die nahezu jeder Mensch irgendwann einmal erleidet. Eine Dermatitis kann an jeder Stelle der Haut auftreten, einschließlich Vulva und Vestibulum. Charakteristisches Zeichen ist die rote, empfindliche Vulva. Dabei können kurze Episoden von manchmal sehr intensivem Juckreiz auftreten, meistens verursacht die Dermatitis aber Brennen und Schmerzen beim Geschlechtsverkehr. Eine spezielle Art der Dermatitis ist die Kontaktdermatitis.

Kontaktdermatitis

Dabei kommt es durch Kontakt der Haut mit bestimmten Substanzen zu einer Entzündung. Die Kontaktdermatitis, auch primäre Dermatitis genannt, ist eine gängige Ursache für Brennen im Vulvabereich. Für den (Haut-)Arzt kann es oft einem Puzzle gleichen, die auslösende Ursache herauszufinden, und es bestehen unterschiedliche Meinungen, was die Therapie angeht.

Viele Ärzte raten ihren betroffenen Patientinnen, den Kontakt der Vulva mit Farbstoffen und Parfums zu vermeiden, da diese als Reizstoffe oder Allergene (Allergie auslösende Substanzen) gelten und eine Dermatitis hervorrufen können (siehe Tabelle Seite 80). Ob Farbstoffe im Toilettenpapier oder in der Unterwäsche zum Entstehen einer vulvären Dermatitis beitragen, ist gegenwärtig nicht sicher. Für hoch allergische Patientinnen – die zum Beispiel auch unter Heuschnupfen leiden – ist es jedoch eine vernünftige Maßnahme, bestimmte Haarfärbemittel, Parfums und die anderen sogenannten „Allergene" zu meiden, auch wenn es sich meist nicht um „Allergene", sondern um Reizstoffe handelt.

Auch wenn die eine oder andere Frau Nylon-Unterwäsche als hautreizend empfindet, scheinen Slips aus Synthetik für die Mehrzahl der Frauen kein Problem darzustellen. Da aber die Feuchtigkeit im Vulvabereich durch Unterwäsche aus Synthetik gesteigert werden kann – was einen Nährboden für Infektionen darstellt – ist Baumwollunterwäsche dennoch vorzuziehen.

Ursachen und Symptome

Hautreizungen erscheinen entweder sofort nach dem Hautkontakt mit einer bestimmten Substanz oder nach einer kurzen Anwendungszeit. Im Vulvabereich erscheinen die meisten Reizungen innerhalb von Tagen, manchmal aber auch erst nach Wochen. Allergische Reaktionen setzen voraus, dass es zu einem früheren Zeitpunkt bereits zu einem Kontakt mit der betreffenden Substanz gekommen ist. In diesem Fall tritt die Hautreaktion innerhalb von 48 bis 96 Stunden nach der Anwendung auf. Die betroffene Frau wird ein „Aufflammen" der Symptome oder eine Verschlechterung der Entzündung an der Vulva oder Scheide beobachten. Auch Juckreiz kann bei echten Allergien auftreten.

Die häufigsten Ursachen für Reizungen sind Anti-Pilz-Cremes, antibakterielle Cremes und Kortisoncremes. Spezielle Inhaltsstoffe in diesen Cremes konnten als Reizstoffe identifiziert werden. Es ist aber auch denkbar, dass die eigentlichen Wirkstoffe – wie zum Beispiel Metronidazol – die obersten Zellschichten von Vulva und Vagina schädigen können. Vulva- und Vaginalcremes enthalten etliche Konservierungs- und Stabilisierungsstoffe, auf die viele Frauen mit einer Entzündung reagieren.

Haut- oder Schleimhautentzündungen, die durch solche Cremes verursacht werden, äußern sich meist in Rötung und Schwellung der kleinen Schamlippen, aber auch in kleinen, oberflächlichen Einrissen der Haut rund um das Vestibulum. Juckreiz, der oft sogar den Schlaf stört, führt zu Kratzwunden. Alles zusammen zieht Schmerz und Brennen im Vulvabereich und Schmerzen beim Eindringen des Penis nach sich.

Wird die Vulva wiederholt diesem Reizstoff ausgesetzt, kann es zu einer allgemeinen allergischen Sensibilisierung führen.

Propylenalkohol, eine Trägersubstanz, die oft in diesen Cremes verwendet wird, verursacht beispielsweise bei mindestens 12,5 % der Frauen allergische Reaktionen im V-Bereich, unabhängig davon, wo und wie die Substanz angewendet wird. Dies wurde in einer Studie bewiesen, in der betroffenen Frauen Propylenalkohol zur Einnahme verabreicht wurde. Nach Aufnahme des Alkohols in den Darm flammte die Dermatitis bei der Hälfte der Frauen an den betroffenen Bereichen der Vulva auf.

Sowohl die durch Reizstoffe als auch die durch „echte" Allergene ausgelöste Dermatitis ist eine häufige Ursache für immer wieder auftretendes Brennen im Vulvabereich. Sie kann den Boden bereiten für chronische Ekzeme und Entzündungen im V-Bereich. Schließlich kann sich daraus sogar eine chronische Schmerzkrankheit, die provozierte Vestibulodynie (siehe ab Seite 100) entwickeln.

Therapie

Der erste Behandlungsschritt ist die Identifizierung des auslösenden Reizstoffes oder Allergens und die weitere Vermeidung. Der Hautarzt kann Allergietests auf der Haut der Arme oder des Rückens durchführen. Wenn die auslösende Substanz nicht sicher herausgefunden werden kann, müssen alle bekannten Reizstoffe (siehe Tabelle auf Seite 80) gemieden werden.

! Die Selbstbehandlung bei Reizungen im Vulvabereich, zum Beispiel mit frei verkäuflichen Anti-Pilz-Cremes, wenn eine Hefepilzinfektion vermutet wird, kann viel zur Entstehung einer Dermatitis im Vulvabereich beitragen. Deshalb sollte vor der Anwendung jeglicher Creme im V-Bereich die exakte Diagnose stehen! Übertriebenes Waschen des V-Bereichs kann ebenfalls mit auslösend für eine Dermatitis sein.

Als Selbsthilfemaßnahme können Sitzbäder zum Beispiel mit Tanninzusatz und Kälte-Packs angewendet werden. Tiefgefrorene Päckchen mit Erbsen lassen sich beispielsweise gut auflegen und passen sich dem Körper an.

Die Abheilung kann erst erfolgen, wenn nicht mehr gekratzt wird, was oft große Selbstdisziplin verlangt. Eine milde, vom Hautarzt verordnete 1-prozentige Kortisonsalbe kann – sparsam aufgetragen – dabei sehr hilfreich sein. Auch eine Lösung eines örtlichen Betäubungsmittels – Lidocain – kann vorübergehend angewendet werden. Eine solche Lösung ist nicht hautreizend und die Patientin kann dadurch nicht sensibilisiert werden.

Die häufigsten Reizstoffe und Allergene im V-Bereich	
Reizstoffe	Allergene
Seife, Schaumbäder, Detergenzien	Benzocain
Damenbinden und deren Klebestreifen	Neomycin
Nylon-Unterwäsche (?)	Chlorhexidin in Gleitgel
Schweiß und Urin	Duftstoffe
Tamponbänder	Propylenglykol
Medikamente gegen HPV	Konservierungsstoffe
Nonoxynol-9, andere Spermizide	Teebaumöl
Anti-Pilzmittel Imidazol	Anti-Pilzmittel Imidazol
Gleitmittel	Latex-Kondome, Diaphragma
Teebaumöl	Sperma (Samenflüssigkeit)
Alkohol	Desinfektionsmittel
Parfum, Shampoo, Haarconditioner	Lanolin
Talkumpuder	Farbstoffe
Chemisch behandelte Kleidung, Toilettenpapier	Nickel

Sperma-Allergie

Es ist wenig bekannt, dass eine Frau auch gegen die Samenflüssigkeit ihres Partners allergisch sein kann. Vermutlich ist diese Allergie weit häufiger als angenommen. Sie verläuft aber in vielen Fällen mild, sodass man an diese Ursache denken sollte, wenn immer wieder eine „unspezifische Vulvovaginitis“, also eine Entzündung von Vulva und Scheide, für die keine Ursache gefunden wird, festgestellt wird.

Ursache

Die Samenflüssigkeit enthält sowohl im eigentlichen Samen als auch in der aus den Drüsen stammenden Flüssigkeit viele Substanzen, die als Allergen wirken können. Allergene sind Eiweißstoffe, die als fremd erkannt werden und gegen die Antikörper gebildet werden. Eine Frau kann Antikörper gegen das Sperma eines bestimmten Partners bilden, sie kann aber auch generell auf einen Stoff allergisch reagieren, der in jedem Sperma vorhanden ist. Dann sind die Symptome bei jedem Partner vorhanden.

Symptome

Typische Symptome für eine Sperma-Allergie sind Jucken im V-Bereich, das während oder kurz – innerhalb von 15 Minuten – nach dem Geschlechtsverkehr auftritt und/ oder auch das Auftauchen kleiner Bläschen. Die Symptome erreichen nach etwa einer halben Stunde ihren Höhepunkt und klingen dann innerhalb von einigen Stunden meist ab. Sie können aber auch tagelang anhalten. Wenn Bläschen vorhanden sind, wird manchmal eine Herpeserkrankung vermutet, die entsprechenden Kulturen sind aber negativ.

Diagnose

Verdacht auf eine Sperma-Allergie besteht, wenn die Symptome bei Anwendung von Kondomen oder in einer Zeit ohne Geschlechtsverkehr nicht auftreten. Eine eigene oder familiäre Neigung zu Allergien und eventuell dieselben Symptome bei anderen weiblichen Familienangehörigen verdichten den Verdacht.

Ein Hauttest mit frischer Samenflüssigkeit bestätigt eine Überempfindlichkeit, wenn sich sofort nach dem Auftragen auf die Haut der Frau rote, erhabene Flecken zeigen. Auch die Suche nach bestimmten Antikörpern im Blut der Frau oder die Reaktion zwischen Sperma des Partners und Blutserum der Frau können gemessen werden.

Therapie

Nicht selten verschwindet eine Sperma-Allergie von selbst, wenn eine natürliche Entsensibilisierung stattfindet. Ansonsten ist die einfachste Therapie, die Ursache zu vermeiden, indem Kondome benutzt werden. In milden Fällen kann die Einnahme eines Antihistamin-Präparates, das gegen die Symptome wirkt, vor dem Verkehr helfen. Auch eine Desensibilisierungsbehandlung – ähnlich der bei Heuschnupfen – kann durchgeführt werden: Eine kleine Menge verdünnter Samenflüssigkeit wird jeweils in Abständen von einigen Stunden in die Scheide eingebracht. Es ist wichtig, dass danach die neu gewonnene Immunität durch häufigen Kontakt mit der auslösenden Substanz aufrechterhalten wird. Das bedeutet, dass das Paar mindestens jeden zweiten Tag Verkehr haben sollte.

!

Auch Kondome können Allergien hervorrufen, insbesondere Latex-Kondome! Wenn Sie beim Verkehr mit Kondomen dieselben Symptome erfahren wie ohne Kondome, sollten Sie spezielle antiallergische Kondome benutzen, um herauszufinden, ob wirklich eine Sperma-Allergie wahrscheinlich ist. Kondome, die aus Polyurethan hergestellt sind, gelten als nicht Allergie auslösend.

Dermatosen

Alle Erkrankungen der Vulva, die zu den chronischen Hautkrankheiten gehören, werden zur Kategorie der Dermatosen gerechnet, unabhängig davon, ob sie Symptome verursachen oder nicht. Zu den Dermatosen gehören beispielsweise gewisse geschwürsartige Veränderungen der Haut, Abszesse oder Entzündungen der Haarwurzeln. Krebs, Vorstufen einer Krebserkrankung und Warzen gehören nicht dazu.

Dermatosen, die den V-Bereich betreffen, können an jeder anderen Körperstelle auch auftreten. So wird Lichen sklerosus (siehe unten), der bevorzugt die Vulvaregion befällt, bei 30 % der betroffenen Frauen auch am Gesäß und an den Armen beobachtet. Ähnlich verhält es sich beim Lichen planus (siehe unten), der außer im V-Bereich auch an Armen, Beinen und im Mund anzutreffen ist.

Lichen sklerosus (LS)

Lichen sklerosus (LS) ist die häufigste Dermatose im V-Bereich und ist auf Haut und Schleimhaut begrenzt. Ursächlich scheint ein ständiger entzündlicher Prozess der Haut zu sein, in den aktivierte Zellen des hauteigenen Immunsystems eingebunden sind. LS kann in allen Altersstufen auftreten, am meisten betroffen sind jedoch Frauen nach den Wechseljahren. Alle Patienten weisen einige oder alle der folgenden Merkmale auf:

- Rückbildung und Dünnerwerden der Haut (Atrophie),
- weiße Flecken auf der Haut,
- verdickte und gerötete Hautstellen, die an eine Hautquetschung erinnern.
- Manchmal zeigt sich auch eine pergamentpapierartige Veränderung der Haut mit vielen kleinen Fältchen.
- Die Haut im Vulvabereich zeigt im Allgemeinen Kratzspuren oder verdickte Areale, die sich als Folge des Reibens bilden.

Außer Vulva und Vestibulum können auch die Haut des Damms und der Bereich um den After betroffen sein, sogar die Oberschenkel und Leistenbeugen, aber nicht die Scheide.

Symptome

Die häufigsten Beschwerden von LS-Patienten sind Juckreiz, Brennen und schmerzhafter Geschlechtsverkehr. Bei Letzterem handelt es sich um Schmerzen am Scheideneingang, da dieser infolge der Hautveränderungen enger werden und seine Elastizität verlieren kann. Oberflächliche Abschürfungen der Haut in diesem Bereich und kleine Einrisse, die beim Verkehr oder bei anderen körperlichen Aktivitäten entstehen, führen bei Berührung zu brennenden Schmerzen im Vulvabereich. Wird Lichen sklerosus nicht behandelt, kann es zu einem Zusammenwachsen der Haut um die Klitoris herum kommen sowie zu einer Rückbildung und Schrumpfung des Vestibulums inklusive der kleinen Schamlippen. Die Scheidenöffnung kann sich erheblich verengen. In seltenen Fällen kann sich eine Krebserkrankung der Vulva entwickeln.

Diagnose

Die Untersuchung muss eine genaue Inspektion der Vulva beinhalten, wobei nach Bereichen mit Hautverdickung oder kleinen Geschwüren gesucht wird. Solche Bereiche, die von LS betroffen sind, können veränderte Zellen enthalten, die ein erstes Zeichen einer Krebsentwicklung sein können. Deshalb muss immer eine Gewebeprobe entnommen werden (siehe Seite 36). Lichen sklerosus ist keine bösartige Erkrankung, wie bei allen anderen chronischen Dermatosen kann aber eine bösartige Entwicklung begünstigt werden. Das Risiko hierzu ist bei sorgfältiger Therapie aber gering.

Therapie

Heutzutage erfolgt die Behandlung mittels einer Creme, die ein hoch wirksames Kortison enthält, das Clobetasol. Dieses sehr starke Kortisonpräparat wird für die Dauer eines Monats zweimal täglich auf die Vulva aufgetragen. Danach wird die Creme seltener angewendet, sollte aber nicht ganz weggelassen werden, da LS sonst wieder auftreten kann.

Die Behandlung mit hoch potenter Kortisoncreme ist sehr wirksam. Wenn dennoch Symptome auftreten, handelt es sich meist um eine zusätzliche Hefepilzinfektion bei eventueller Überdosierung von Clobetasol oder um veränderte Zellen, die mittels Biopsie überprüft werden müssen. In den seltenen Fällen, in denen die Creme nicht ausreichend ist, sind Kortisoninjektionen in die von Lichen sklerosus befallenen Bereiche notwendig.

Chirurgische Ausschneidung und Lasertherapie sind im Allgemeinen weder notwendig noch sinnvoll, außer bei Entwicklung veränderter Zellen. Die Symptome können durch die Behandlung mit Kortisoncreme sehr gut unter Kontrolle gehalten werden. Wie bei jeder chronischen Hauterkrankung handelt es sich aber um eine Dauertherapie.

Über dreißig Jahre lang wurde Lichen sklerosus mit lokaler Anwendung einer Creme, die das männliche Hormon Testosteron enthält, behandelt. Testosteron und Östrogen – das weibliche Hormon – haben aber keine therapeutische Wirkung! Eine Östrogen-Creme kann allerdings aufgrund ihrer allgemein günstigen Wirkung auf das Gewebe zusätzlich angewandt werden.

Kortison-„Allergie"?

Eine echte Allergie auf Kortison ist extrem selten, da es sich um ein vom Körper selbst produziertes Hormon handelt.

Die lokale Anwendung eines hoch wirksamen Kortisonpräparates über mehr als drei bis vier Wochen kann aber eine Dermatitis verursachen. Die Haut der Vulva wirkt gereizt, die Frauen klagen über schlechte Verträglichkeit der Creme und Brennen und Schwellungen nach dem Geschlechtsverkehr. Bei der Untersuchung zeigen sich Rötungen, veränderte kleine Blutgefäße und ein Ausschlag mit kleinen Knötchen.

In diesem Fall muss die Konzentration der Kortisoncreme langsam über mehrere Wochen hinweg vermindert werden. Ein schwaches Kortison wie Hydrokortison 1 % kann zur weiteren Dauertherapie verwendet werden – ohne die Gefahr einer Dermatitis. Starke Kortisonpräparate sollten daher der Therapie chronischer Hauterkrankungen wie Lichen sklerosus und Lichen planus vorbehalten bleiben.

Lichen planus (LP)

Lichen planus (LP), eine andere Dermatose, kann in verschiedenen Formen auftreten und betrifft überwiegend Frauen zwischen 30 und 60 Jahren. Lichen planus ist eine Autoimmunerkrankung, das heißt, dass Immunzellen des Körpers gewisse körpereigene Substanzen als fremd empfinden und diese angreifen. Die auslösende Ursache ist nicht bekannt.

Symptome

Die unangenehmsten Lichen-planus-Formen für Frauen sind oberflächliche Hautabschürfungen im Bereich von Mund, Vestibulum und Vagina.

Lichen planus kann zunächst als kleine, rote und empfindliche Stelle an den kleinen Schamlippen oder im Vestibulum in Erscheinung treten, oder als kleine, sichtbare, weiße Hautverletzung oder als violetter Ausschlag. Die typische violette Färbung, wie sie an den Armen oder am Penisschaft zu sehen ist, wird im V-Bereich aber selten beobachtet. Wenn der behaarte V-Bereich auch betroffen ist, tritt Juckreiz auf und es bilden sich Beläge auf der Haut. Brennen im V-Bereich und Schmerzen beim Geschlechtsverkehr sind häufig. Ständiger dicker gelblicher Ausfluss kann bei 5 % aller LP-Patientinnen das einzige Symptom darstellen.

Diagnose

Die Diagnose Lichen planus im V-Bereich wird überwiegend durch die Inspektion, ein genaues Betrachten, gestellt. Sie ist wahrscheinlich, wenn zusätzlich „wunde Stellen“ im Mund und ein violetter Ausschlag an Handgelenken oder Beinen auftreten. Sind diese Zeichen aber nicht vorhanden, wird nicht immer an LP gedacht, wenn im V-Bereich nur wenig zu sehen ist außer gelblichem Ausfluss und wenn als einziges Symptom Schmerzen beim Geschlechtsverkehr angegeben werden. Auf LP verdächtig sind „bortenartige“ weiße Hautveränderungen, die bei der Kolposkopie (siehe Seite 36) gesehen werden. Verdickte oder geschwürartige Stellen erfordern eine Biopsie, um eine seltene bösartige Entwicklung auszuschließen.

Therapie

Zur Behandlung werden Kortisonpräparate in lokaler Form oder auch zum Einnehmen verwendet. Bei ausgeprägten Erscheinungen beginnt man mit einer Clobetasol-Therapie und geht dann auf schwächere Kortisoncremes über. Wie bei Lichen sklerosus ist aber eine Dauertherapie notwendig. Zur Erweiterung eines verengten Scheideneingangs können kortisonhaltige Scheidenzäpfchen und Vaginal-Dilatoren angewandt werden. Vaginal-Dilatoren ähneln Vibratoren und sind in unterschiedlicher Dicke vorhanden, um eine Dehnung der Scheide zu erreichen. Manchmal ist auch eine chirurgische Öffnung des Scheideneingangs oder des Bereichs um die Klitoris erforderlich.

Örtliche Östrogenanwendung bringt – außer bei Östrogenmangel (siehe Seite 27) – keine weitere Verbesserung. Auch Medikamente, die bei Autoimmunerkrankungen eingesetzt werden wie Cyclosporin oder Griseofulvin, sind nur selten von Nutzen.

Psoriasis (Schuppenflechte)

Die Schuppenflechte ist ebenfalls eine chronische Hauterkrankung, die überall am Körper auftreten kann. Zwei bis drei Prozent der Bevölkerung leiden an Psoriasis. Die Krankheit kann in jedem Alter auftreten, oft tritt sie um das 20. Lebensjahr zum ersten Mal auf.

Bereiche mit trockener, verdickter, von silbrig-weißen Schuppen bedeckter geröteter Haut können an einigen Stellen im Körper auftreten, bevorzugt an den Ellbogen- und Kniegelenken; es können aber auch weite Hautbereiche oder sogar die gesamte Haut betroffen sein. Die Krankheit kann immer wieder auftreten und verschwinden, sie kann aber auch ständig vorhanden sein. Der am meisten verbreitete Psoriasis-Typ und der einzige, der die Vulva betrifft, ist die Plaque-Psoriasis, die in Form von Belägen auf der Haut erscheint.

Was Sie über Kortison wissen sollten

Kortison ist in Verruf geraten durch mögliche Nebenwirkungen wie Verdünnung der Haut, Verlust der Hautelastizität und Entwicklung von violetten streifenförmigen Einrissen der Haut, die „Schwangerschaftsstreifen" ähnlich sind. Bei sachgemäßer Anwendung in Form von Salbe kann Kortison bei chronischen Hauterkrankungen aber nahezu Wunder bewirken und derartige Nebenwirkungen sind bei der üblichen Therapie, die nicht länger als 10 Wochen dauert, die Ausnahme. Starke Kortisonpräparate wie Clobetasol sind notwendig, um sehr problematische Symptome über einen kurzen Zeitraum zu behandeln und in den Griff zu bekommen. Dann werden sie nach und nach durch schwächere Präparate ersetzt.

Kortisonsalben wirken am besten auf feuchter Haut, da diese das Medikament besser aufnehmen kann. Deshalb ist ein 10-minütiges Sitzbad vor der Anwendung sehr hilfreich. Wird die Salbe danach als dünner Film auf die betroffenen Stellen aufgetragen, sind die wirksamen Substanzen schon nach einer halben Stunde vollständig aufgenommen. Eine Tube mit 30 g sollte zur Behandlung des V-Bereichs für einige Monate ausreichen. Setzen Sie niemals die Kortisontherapie abrupt ab! Die Symptome könnten schnell wieder aufflammen.

Ursache

Psoriasis ist eine genetisch bedingte Erkrankung. Wenn ein Elternteil daran leidet, haben die Kinder ein Risiko von 25 %, auch daran zu erkranken. Viele andere, nicht vererbliche Faktoren können den Ausbruch aber begünstigen: Mechanische, UV- und chemische Verletzungen können dazu führen, dass am Ort der Verletzung eine von Psoriasis betroffene Stelle erscheint. Verschiedene bakterielle und virale Infektionen, bestimmte Medikamente, psychischer Stress, hormonelle Umstellungen, Übergewicht, Alkohol und Rauchen können ebenfalls auslösend oder verschlimmernd wirken. Bei der Schuppenflechte ist die normale Hautfunktion gestört. Der Zellzyklus, in dem sich die Zellen an der Basis der Haut vermehren und in die oberen Hautschichten wandern, ist beschleunigt. Infolge der raschen Zellteilung und -wanderung haben die Zellen nicht die Zeit, normal auszureifen, sodass die nicht ausgereiften Zellen die Haut dick und schuppig machen. Auch die Menge an entzündlichen Substanzen in der Haut ist erhöht. Bestimmte weiße Blutzellen – aktivierte T-Zellen – des Immunsystems scheinen die unnormalen Abläufe in der Haut und die Freisetzung der entzündlichen Substanzen auszulösen.

Diagnose

Die Diagnose kann in aller Regel anhand der vorhandenen, typischen Hautveränderungen gestellt werden. Das ist umso einfacher, je mehr Hautoberfläche betroffen ist. Manchmal wird allerdings vergessen, die Untersuchung der Vulva mit einzubeziehen.

Symptome

Psoriasis beginnt als runde, rote bis rötlich-gelbe Hauterhebung, die allmählich größer wird und zu Flecken oder Belägen auswächst. Diese sind scharf begrenzt. Oft ist der Schamhügel (s. Seite 12) betroffen, der schuppig erscheint. Der Bereich zwischen den Gesäßhälften – die Gesäßfalte – kann Einrisse zeigen. Die befallenen Stellen können weh tun, jucken oder bluten. Vestibulum und Scheide werden für gewöhnlich nicht befallen.

Therapie

Es gibt verschiedene Behandlungsmöglichkeiten, wobei in erster Linie Kortisonpräparate infrage kommen. Kortison mindert die Rötung, verlangsamt die Zellteilung und wirkt antientzündlich. In der Regel wird ein hoch wirksames Kortisonpräparat täglich dünn aufgetragen, bis die befallenen Stellen unter Kontrolle sind. Dann geht man nach und nach auf schwächer wirksame Präparate über und testet aus, welches die niedrigst mögliche Dosierung ist, die noch Wirkung zeigt, und wie lange man das Zeitintervall zwischen den Anwendungen ausdehnen kann. Zunächst wird Kortison lokal in Creme- oder Salbenform angewendet. Für sehr ausgeprägte Stellen kann die ein- oder zweimalige Unterspritzung mit Kortison notwendig werden. Calcipotriol, eine dem Vitamin D verwandte Substanz, kann Einfluss auf den unnormalen Zellzyklus nehmen und wird bei schwereren Formen lokal zusätzlich angewendet. Auch Tacrolimus, eine auf das Immunsystem wirkende Substanz, kann in Cremeform helfen. In ganz schweren Fällen können Substanzen, die das Immunsystem hemmen – wie Cyclosporin – vorübergehend zum Einsatz kommen. In neuerer Zeit werden sogenannte Biologicals eingesetzt. Es handelt sich ebenfalls um Medikamente, sogenannte monoklonale Antikörper, die auf das Immunsystem hemmend wirken. Aufgrund der möglichen Nebenwirkungen sind sie ebenfalls den schweren Formen vorbehalten sowie der Behandlung von ansonsten schwer zugänglichen Körperstellen.

Weitere Hautveränderungen im V-Bereich

Hautveränderungen sind häufig. Da die Vulva auch von Haut bedeckt ist, die Nerven, Blutgefäße, Schweißdrüsen und andere Drüsen enthält und Muskeln und Fettgewebe darunter liegen, ist es kein Wunder, dass Hautveränderungen auch an der Vulva nicht selten sind. In den allermeisten Fällen handelt es sich um harmlose Veränderungen wie

- Zysten,
- Veränderungen der Blutgefäße,
- kleine Wucherungen von Nervenendigungen,
- Warzen,
- Verschlüsse von Drüsenausgängen und Haarwurzelentzündungen,
- Pigmentstörungen.

Krebs im Vulvabereich ist selten. Frauen mit bestimmten Erkrankungen wie Lichen sklerosus (siehe Seite 82), die Vorstufen einer Krebserkrankung begünstigen können, sollten ein- bis zweimal im Jahr eine Kontrolluntersuchung beim Hautarzt durchführen lassen. Zwei relativ häufige Veränderungen werden im Folgenden besprochen.

! Es gibt sehr viele verschiedene Ursachen für Hautveränderungen im V-Bereich in Form von ungewohnten „Beulen" oder in Form von Farbveränderungen, die nur vom Frauen- oder Hautarzt identifiziert werden können. Wenn Sie eine solche Veränderung beobachten, die nicht nach einigen Tagen von selbst verschwindet, sollten Sie den Arzt aufsuchen!

Zysten und Abszesse der Bartholinischen Drüsen

Die Bartholinischen Drüsen liegen unsichtbar unter dem Vestibulum, eine zu jeder Seite des Scheideneingangs. Ihr Ausführungsgang mündet jeweils neben dem Scheideneingang (siehe Seite 16). Sie helfen mit ihren Ausscheidungen, die Scheide zu befeuchten. Wenn der Hauptausführungsgang einer Drüse neben dem Scheideneingang verschlossen ist, sammelt sich der Schleim in diesem Gang und es entsteht eine Zyste. Wandern Infektionserreger in die Zyste, kommt es zur Umwandlung des Schleims in Eiter und ein Abszess entsteht.

Die Größe der Zyste bzw. des Abszesses hängt von der Menge des gestauten Schleims oder Eiters ab. Die Ursache ist nicht genau bekannt, möglicherweise spielt ein besonders dickflüssiger Schleim eine Rolle. Da die Drüsen vor allem bei sexueller Stimulation Schleim produzieren, besteht auf jeden Fall ein Zusammenhang mit sexueller Aktivität. Eine Bartholinische Zyste wird als unempfindliche Schwellung an der Basis der kleinen Schamlippe sichtbar und variiert in der Größe zwischen einer Weintraube und einer Orange. Wenn sie groß oder infiziert ist, kann es zu Beschwerden beim Gehen und beim Geschlechtsverkehr kommen, kleinere Zysten machen meist gar keine Beschwerden. Die Therapie besteht entweder darin, den Zystengang chirurgisch zu öffnen und eine neue Öffnung des Ausführungsgangs anzulegen oder einen kleinen Katheter für zwei bis drei Wochen einzulegen, durch den die Bildung einer neuen Öffnung erreicht wird.

„Wasserwarzen"

Warzen durch HPV wurden bereits besprochen (siehe Seite 68). Die sogenannten Wasserwarzen werden durch ein Virus mit dem Namen Molluscum contagiosum ausgelöst. Sie machen sich bei Kindern im Bereich der Arme, des Gesichts und im Rumpfbereich bemerkbar. Bei Erwachsenen treten sie im Genitalbereich auf, da sie zu den sexuell übertragbaren Infektionen gehören. Die Übertragung findet aber nicht beim Geschlechtsverkehr selbst statt, sondern bei intimem Körperkontakt. Infizierte Kleidung und Bettwäsche kann ebenfalls als Überträger wirken. Die Warzen machen keine

Symptome. Sie treten als kleine, durchsichtige oder wächserne kuppelförmige Erhebungen auf, die in der Mitte eine kleine Delle haben können. Sie können nach einigen Monaten von selbst verschwinden oder über Jahre bestehen bleiben und auf andere Personen übertragen werden. Die Therapie besteht in der Anwendung von Imiquimod, einem Mittel gegen Warzen (siehe Seite 70), oder in der Abschabung mit einem speziellen Instrument (Curettage) oder mittels Vereisung. Die Molluscum-Warzen verursachen keine Probleme, sind aber für den Arzt oft Hinweis, nach weiteren sexuell übertragbaren Erkrankungen zu suchen.

urz zusammengefasst:

Hauterkrankungen sind häufige Ursache für Beschwerden im V-Bereich. Bei Reizungen und Allergien ist das Auffinden der Ursache oft schwierig und langwierig. Manche Hauterkrankungen wie Lichen sklerosus oder Lichen planus sind vom Hautarzt an typischen Veränderungen erkennbar. Man sollte daran denken, dass generelle Hauterkrankungen wie Schuppenflechte auch an der Vulva auftreten können. Da es sehr viele Hautveränderungen mit unterschiedlichen Ursachen im V-Bereich gibt, sollte die Diagnose von einem Hautarzt gestellt werden.

Überleitung zu Teil 2

Sie haben jetzt alles Wesentliche erfahren, was Sie zum Thema V-Bereich und häufige Beschwerden und Erkrankungen wissen sollten. Wenn Sie unter Schmerzen im V-Bereich leiden, sollten Sie den anschließenden Selbsttest machen.

Selbst wenn Sie alle dort angeführten Fragen mit „Nein“ beantworten können und somit aller Wahrscheinlichkeit nach nicht von Schmerzerkrankungen des V-Bereichs – lateinisch Vulvodynie – betroffen sind, sollten Sie das Kapitel zu

- Selbsthilfetipps (ab Seite 167)

durchlesen. Sie können vieles erfahren, was Ihnen im täglichen Leben nützlich sein kann. Das Kapitel über den weiblichen Beckenboden (siehe Seite 139), der für viele Frauen Ursache einer ganzen Reihe von Beschwerden sein kann, enthält – unabhängig von Erkrankungen oder Beschwerden – allgemeine Informationen, die für jede Frau wichtig sind. Wenn Sie chronische Beschwerden im Bereich von Harnröhre und Blase haben, sollten Sie die Kapitel über das Urethral-Syndrom (siehe Seite 116) und über interstitielle Zystitis (siehe Seite 174) lesen. Ausführliche Informationen finden Sie im Buch „Blasenentzündungen“ von Dr. Ines Ehmer. Die Ausführungen zu häufigen Begleiterkrankungen chronischer V-Beschwerden (siehe ab Seite 173) informieren Sie über weitere Krankheiten, die überwiegend bei Frauen auftreten.

Selbsttest: Haben Sie Vulvodynie?

Wenn Sie Schmerzen im Bereich der Vulva oder im Becken haben, sollten Sie den folgenden Test machen. Stellt sich heraus, dass Sie viele Fragen mit Ja beantworten können, nehmen Sie den ausgefüllten Fragebogen am besten mit zu Ihrem Arzt, der dadurch mehr Einsicht in Ihre Erkrankung erhält. Der Test soll für Sie eine Hilfe sein, um der Ursache Ihrer Schmerzen und Beschwerden auf die Spur zu kommen, er ist kein Ersatz für das persönliche Gespräch mit Ihrem Arzt. Bitte beantworten Sie die folgenden Fragen mit Ja oder Nein (Zutreffendes ankreuzen).

Teil 1:	Könnten Sie an Vulvodynie leiden?	Ja	Nein
1.	Wurden Sie schon mehrfach wegen verschiedener Scheiden- oder Harnwegsinfektionen behandelt, hatten nach der Behandlung aber immer noch Schmerzen?	☐	☐
2.	Hatten Sie wiederholt Harnwegs- und Pilzinfektionen, die eine nach der anderen aufzutreten schienen?	☐	☐
3.	Haben Sie wegen des Gefühls einer Pilzinfektion Ihren Frauenarzt aufgesucht, welcher aber keine Anzeichen für eine Infektion oder sonst irgendetwas Auffälliges finden konnte?	☐	☐
4.	Begannen Ihre Symptome nach einer Serie von Pilz- oder bakteriellen Infektionen von Scheide und Vulva oder auch nach Harnwegsinfekten? Oder nach einer Unterleibsoperation oder einem Sturz auf das Gesäß?	☐	☐
5.	Leiden Sie an Allergien oder Hautkrankheiten?	☐	☐
6.	Wurde bei Ihnen die Diagnose interstitielle Zystitis, Reizdarm, Fibromyalgie oder eine Autoimmunerkrankung festgestellt?	☐	☐
7.	Fühlen Sie sich oft deprimiert oder leiden Sie unter psychischem Stress?	☐	☐

Wenn Sie mindestens viermal mit Ja geantwortet haben, spricht dies für eine Erkrankung an Vulvodynie. Um herauszufinden, an welcher der beiden wichtigsten Vulvodyniearten Sie eventuell leiden, beantworten Sie auch die folgenden Fragen.

Teil 2: Könnten Sie provozierte Vestibulodynie haben?		Ja	Nein
1.	Sind Ihre Beschwerden nur bei Berührung der Vulva vorhanden (z. B. beim Tragen enger Hosen, beim Einführen von Tampons, bei Eindringen des Penis)?	☐	☐
2.	Empfinden Sie die Schmerzen vor allem in der Nähe des Scheideneingangs?	☐	☐
3.	Tritt der Schmerz für gewöhnlich an immer denselben Stellen im Vestibulum auf?	☐	☐

Wenn Sie mindestens zwei dieser Fragen mit Ja beantwortet haben, leiden Sie wahrscheinlich an sogenannter provozierter Vestibulodynie. Wenn Sie nur eine oder keine Frage mit Ja beantwortet haben, lesen Sie bitte weiter:

Teil 3: Könnten Sie generalisierte Vulvodynie haben?		Ja	Nein
1.	Sind Ihre Schmerzen nahezu ständig vorhanden, ohne dass Sie einen Anlass oder eine Ursache erkennen können?	☐	☐
2.	Werden die Schmerzen beim Sitzen, Fahrradfahren oder Reiten schlimmer?	☐	☐
3.	Haben Sie chronische Kreuzschmerzen?	☐	☐
4.	Würden Sie Ihre Schmerzen als brennend beschreiben? (Der Schmerz kann in jedem Teil der Vulva bestehen!)	☐	☐
5.	Sind Sie 35 Jahre alt oder älter?	☐	☐
6.	Haben Sie im Vulvabereich Missempfindungen? Fühlt eine zarte Berührung sich an wie Sandpapier oder Nadelstiche?	☐	☐

Wenn Sie mindestens drei Fragen mit Ja beantwortet haben, leiden Sie wahrscheinlich an sogenannter generalisierter Vulvodynie. Es ist auch möglich, an beiden Vulvodyniearten zu leiden, dies ist jedoch ungewöhnlich.

Alles zum Thema Vulvodynie erfahren Sie auf den folgenden Seiten im Teil 2 dieses Buches.

Teil 2
Chronische Schmerzen der Vulva oder das „Syndrom der brennenden Vulva“

Kapitel 1
Vulvodynie: Eine mysteriöse Erkrankung

Hinter der früher – und auch heute noch gelegentlich – gestellten Diagnose chronischer, nicht durch Infektionen oder andere erkennbare Ursachen ausgelöster Schmerzen im Vulvabereich verbirgt sich in den meisten Fällen eine Krankheit mit dem Namen Vulvodynie.

Erinnern Sie sich noch an die Geschichten von Doreen und Stephanie? (siehe Seite 10) Anzeichen für eine Infektion fanden sich bei wiederholten Untersuchungen nicht. Schließlich sagte man ihnen, es müsse sich um ein psychisches Problem handeln. Diese Erfahrung ist typisch für viele Frauen, die an sogenannter Vulvodynie leiden. Die meisten Betroffenen waren bei etlichen Ärzten, bevor sie – oft per Zufall – herausfanden, woran sie leiden. So schrecklich dies klingt: Geschichten wie diese ereignen sich nach wie vor, auch wenn in den letzten Jahren die medizinische Unwissenheit über Vulvodynie langsam abgenommen hat.

Sie sind nicht allein!

Wenn Sie sich mit Doreens und Stephanies Geschichte identifizieren können, sind Sie nicht allein. Da Vulvodynie über so lange Zeit falsch oder gar nicht diagnostiziert wurde, ist es zwar schwierig zu schätzen, wie viele Frauen wirklich von dieser Krankheit betroffen sind. Studien aus den USA besagen jedoch, dass bis zu 20 Prozent aller Frauen wenigstens einmal in ihrem Leben an chronischen Beschwerden und/oder Schmerzen im Vulvabereich leiden!

Vulvodynie ist eine Frauenkrankheit. Experten gehen inzwischen jedoch davon aus, dass es für eine der beiden Vulvodyniearten – die sogenannte generalisierte Vulvodynie – eine Entsprechung bei Männern gibt: die sogenannte Prostatodynie (zu deutsch: Schmerzen im Bereich der Prostata). Das Verhältnis von Frauen zu Männern bei dieser Erkrankung mit derselben Ursache beträgt Schätzungen zufolge 70 : 30.

Früher dachte man, dass hauptsächlich Frauen nach den Wechseljahren von Vulvodynie betroffen seien, was aber wohl daran lag, dass es oft viele Jahre dauerte, bis die richtige Diagnose gestellt wurde. Heute weiß man, dass der Krankheitsbeginn schon im Teenager-Alter liegen kann. Wie schwierig es sein kann, die richtige Diagnose zu erhalten, verdeutlicht eine – nicht repräsentative – Umfrage unter Vulvodynie-Patientinnen. Folgende Diagnosen waren bei diesen Frauen gestellt worden, bevor Vulvodynie erkannt wurde:

In erster Linie wurden psychische Probleme vermutet wie:

- Bedürfnis nach Liebe,
- Wunsch nach Heirat,
- unerfüllter Kinderwunsch,
- Depressionen,
- „Nervenzusammenbruch“,
- Hypochondrie,
- Wunsch nach mehr Aufmerksamkeit,
- sexuelles Vermeidungsverhalten,
- Projektion psychischer Probleme in den Vulvabereich,
- Schwierigkeiten, das eigene Leben zu ordnen,
- nicht verarbeiteter früherer sexueller Missbrauch.

Weitere Diagnosen waren beispielsweise:

- Harnröhrenprobleme:„Urethral-Syndrom“, zu kleine/unterentwickelte Harnröhre oder eine Harnröhrenverengung,
- gynäkologische Probleme: Schmerzen der Beckenbodenmuskulatur, Verwachsungen nach chirurgischen Eingriffen oder „zu enger“ Scheideneingang.

Diese sicher nicht vollständige Liste spiegelt die weit verbreitete Verwirrung der Ärzte in Bezug auf Vulvodynie wider. Man kann sich die Frustration der Patientinnen vorstellen, deren Klagen entweder nicht ernst genommen wurden oder die auf Erkrankungen hin behandelt wurden, die sie nicht hatten.

Je bekannter das Krankheitsbild der Vulvodynie wird, umso eher können solche Fehldiagnosen vermieden werden. Haben Sie selbst einige der im Test (siehe Seite 90) aufgeführten klassischen Symptome einer Vulvodynie an sich festgestellt, sollten Sie bei Ihrem Arzt darauf bestehen, dass die Diagnose sehr sorgfältig gestellt wird. Scheuen Sie sich auch nicht, eventuell eine zweite oder dritte ärztliche Meinung einzuholen!

Die Krankheit ist nicht „in Ihrem Kopf“, sie ist Realität!

Als aufgeschlossene, moderne Frau hatten Sie vielleicht manchmal das Gefühl, dass psychische Probleme die Wurzel Ihrer Vulvaschmerzen sein könnten. Vielleicht mussten Sie in den letzten Monaten aufgrund der Schmerzen sehr leicht weinen. Der ständige Schmerz beeinflusste Ihre ganze Persönlichkeit. Und da niemand eine perfekte Kindheit hatte oder ohne seelische Verletzungen durchs Leben gegangen ist, entschlossen Sie sich vielleicht zu einer Psychotherapie.

Nach einigen Monaten wurde Ihnen jedoch zunehmend klar, dass zwar einige Probleme bestehen, an denen Sie arbeiten könnten, dass diese Probleme aber keinerlei Einfluss auf den Schmerz haben, den Sie bei Berührungen oder unabhängig davon im Laufe des Tages zunehmend empfinden. Auch Ihr Psychotherapeut hat Ihnen vermutlich erklärt, dass Sie ein Opfer von realen, nicht von imaginären Schmerzen sind.

Der Schmerz wird durch eine psychotherapeutische Behandlung nicht gemindert! Psychologische Betreuung kann Ihnen aber bei der Entwicklung von Strategien im Umgang mit bestimmten Situationen helfen, wie zum Beispiel bei Angst- oder Panikzuständen.

Vulvodynie und Psyche

Allen Studien zufolge steht fest: Vulvodynie hat keine psychologischen Ursachen! Sie haben keine psychische Erkrankung. Sie bilden sich den Schmerz nicht ein. Die möglichen seelischen Verletzungen Ihrer Kindheit haben nichts mit dem ständigen Schmerz zu tun, mit dem Sie jeden Tag aufs Neue fertigwerden müssen.

Aber: Ständiger Schmerz kann auf jeden Fall schwere psychologische und emotionale Folgen nach sich ziehen! In lang dauernden Fällen lässt der chronische Schmerz zu Schmerz-, Beruhigungs- oder Schlafmitteln greifen, die eventuell abhängig machen können. Die Unfähigkeit, produktiv zu arbeiten und die normalen Freuden des Alltags zu genießen, kann zu Minderwertigkeitsgefühlen, zu Depressionen und sogar zu Selbstmordgedanken führen. Vulvodynie ist keine lebensbedrohliche Erkrankung und sehr viele Patientinnen haben gelernt, gut damit umzugehen; dennoch treten Selbstmordgedanken bei Vulvodynie-Patientinnen häufiger auf als in der Durchschnittsbevölkerung.

Eine der schlimmsten Ironien dieser sehr speziellen Krankheit liegt darin, dass man Ihnen außer umränderten Augen oder Tränen der Frustration nichts von Ihrem enormen Leiden ansieht. Keines der üblichen Krankheitszeichen wie Blässe, Schlappheit oder mangelnde Vitalität muss in Erscheinung treten.

Viele Betroffene haben erfahren, dass das eher ein Nachteil ist: „Freunde und Bekannte scheinen nicht zu verstehen, dass ich viele Dinge nicht mit ihnen unternehmen kann, obwohl ich angeblich so gut aussehe," berichtet eine Patientin. Andere Frauen bemerken, dass sie dann von Freunden für „undiszipliniert", „launisch" oder „neurotisch" gehalten werden, da sie ja offensichtlich in guter Verfassung sind. Viele Bekannte reagieren möglicherweise mit Unverständnis, wenn Sie Ihre Zusage zu Einladungen oder sonstigen Aktivitäten nur noch ganz kurzfristig geben können und sich häufig zurückziehen.

Wenn – wie bei generalisierter Vulvodynie – noch dazu kommt, dass Sie kaum noch sitzen können und damit die Teilnahme an fast allen Aktivitäten wie Kino- oder Restaurantbesuchen oder einfaches „Beisammensitzen" nicht mehr möglich sind, können Sie in soziale Isolation geraten. Was ist das für eine Erkrankung, die so viele Missverständnisse verursachen kann? Ist es eine neue Krankheit oder hatten schon Frauen früherer Generationen darunter zu leiden?

Vulvodynie – ein neu entdecktes „altes" Leiden

Vulvodynie ist keine neue Erkrankung. Mit Sicherheit litten Frauen zu allen Zeiten an Vulvodynie, nur war es in vergangenen Zeiten noch schwieriger als heute, sowohl darüber zu sprechen als auch ernst genommen zu werden. Vulvodynie wurde noch bis vor Kurzem nicht als eigenständige Erkrankung betrachtet. Erst 1987 wurde eine Form der Vulvodynie – die provozierte Vestibulodynie – als Krankheitsbild definiert.

1994 gründeten einige Betroffene in den USA eine Organisation, in und mit der sie anderen Betroffenen helfen wollten. Die NVA – National Vulvodynia Association – ist mittlerweile zur weltweit größten Organisation geworden, die sich nicht nur um Information und konkrete Hilfe für betroffene Frauen kümmert, sondern diese Erkrankung in den USA ins Licht der Öffentlichkeit rückte. Dies hatte und hat zur Folge, dass seit einigen Jahren auch intensive Forschung betrieben wird, nicht zuletzt, weil die NVA mithilfe von Sponsoren Forschungsmittel zur Verfügung stellt. Inzwischen weiß man viel, aber noch längst nicht genug über diese quälende Erkrankung. Es ist aber zu erwarten, dass sich in den kommenden Jahren sehr viele neue Erkenntnisse ergeben werden.

Zunächst ein kurzer, stichwortartiger Überblick über die derzeitigen Fakten zu Vulvodynie. In den weiteren Kapiteln wird ausführlich auf alle Einzelpunkte eingegangen.

Kurzer Überblick: Die Fakten zu Vulvodynie

Was ist Vulvodynie?

Mit Vulvodynie werden chronische Schmerzen im Vulvabereich ohne klar identifizierbare Ursache bezeichnet. Lokalisation, Dauer, Ausprägung und Empfinden der Schmerzen sind bei den Betroffenen unterschiedlich.

Vulvodynie kann in zwei Hauptgruppen unterteilt werden, die manchmal auch gemeinsam auftreten können:

- provozierte Vestibulodynie (PVD) – früher als vestibuläre Vulvitis bezeichnet (ausführlich ab Seite 112)

Der Schmerz ist auf das Vestibulum, also die Region um die Scheidenöffnung herum, begrenzt und wird durch Berührungen oder Druck im Vestibulum ausgelöst. Die PVD wird weiter unterteilt in eine primäre Form, wenn Schmerzen bereits beim ersten Versuch des Eindringens in die Scheide (Tampon, Geschlechtsverkehr) auftreten. Bei der sekundären Form tritt der Schmerz später im Leben auf, nachdem vorher keine Schmerzen beim Geschlechtsverkehr bestanden.

- generalisierte Vulvodynie (GVD) – früher als dysästhetische Vulvodynie bezeichnet (ausführlich ab Seite 125)

Bei GVD tritt der Schmerz spontan auf und ist relativ konstant. Der Schmerz kann an irgendeiner einzelnen Stelle im Bereich zwischen Schambein und Enddarm auftreten, aber auch an mehreren Stellen.

Ursachen

Vulvodynie wird nicht durch eine aktive Infektion oder eine sexuell übertragbare Krankheit übertragen. Durch ständige Forschungsarbeit ist man in den letzten Jahren den zugrunde liegenden Ursachen näher gekommen. Die Wissenschaftler gehen davon aus, dass einer oder mehrere der folgenden Faktoren zur Entstehung der Vulvodynie beitragen:

- eine Verletzung oder Irritation der Nerven, die Schmerz oder andere Empfindungen aus dem Vulvabereich übertragen,
- eine erhöhte Dichte von Nervenfasern im Vulvagewebe,
- eine vom Normalen abweichende Reaktion der Zellen im Vulvabereich auf äußere Einflüsse wie Infektionen oder Verletzungen,
- eine Veränderung der Hormonrezeptoren im Vulvagewebe,
- eine genetisch bedingte vermehrte Empfänglichkeit für eine chronische Entzündung im Vulvabereich,

- eine genetisch bedingte höhere Empfindlichkeit für chronische Schmerzen im gesamten Körper,
- genetische Faktoren, die die Fähigkeit zur Bekämpfung von Infektionen im Bereich von Vulva und Scheide deutlich vermindern,
- eine Überempfindlichkeit gegenüber Hefepilzinfektionen oder anderen Erregern im Bereich von Vulva und Scheide,
- eine Fehlfunktion der Beckenbodenmuskulatur – zu schwach oder zu verkrampft.

Therapie

Weil so viele unterschiedliche Faktoren zur Entstehung einer Vulvodynie beitragen, sollte die Behandlung idealerweise multidisziplinär sein, das heißt, Ärzte verschiedener Fachbereiche sollten ergänzend zusammenarbeiten, wie zum Beispiel Frauenarzt, Hautarzt, Neurologe, Schmerztherapeut und speziell geschulte Physiotherapeuten. Vulvodynie hat immer erhebliche Einflüsse auf das Sexualleben, daher wird empfohlen, auch einen psychologischen Sexualtherapeuten mit einzubeziehen.

Generelle therapeutische Möglichkeiten

Diese müssen sorgfältig an die jeweilige Betroffene angepasst werden:

- Weglassen aller irritierenden äußeren Einflüsse,
- Medikamente mit blockierender Wirkung auf chronische Schmerzen,
- lokal wirksame Medikamente in Cremeform,
- Therapie des Beckenbodens,
- Nervenblockaden oder Nervenstimulation,
- chirurgische Therapie (nur bei PVD!),
- komplementäre oder alternative Verfahren.

Kurz zusammengefasst:

Vulvodynie bedeutet chronische Schmerzen im Vulvabereich. Obwohl Millionen Frauen darunter leiden, wird erst seit etwa 10 bis 15 Jahren vermehrt Forschung betrieben. Vulvodynie ist eine körperliche Erkrankung, die aufgrund der starken Belastung seelische Probleme nach sich ziehen kann.

Kapitel 2
Allgemeines zu den Schmerzkrankheiten der Vulva

Was ist Vulvodynie?

Vulvodynie bedeutet auf Deutsch nichts anderes als „Schmerzen im Vulvabereich“: Vulvodynie ist gekennzeichnet durch chronischen, also länger als drei bis sechs Monate lang anhaltenden Schmerz. Lokalisation, Dauer und Schweregrad der Schmerzen sind von Frau zu Frau unterschiedlich. Manche Frauen haben an einer ganz bestimmten Stelle der Vulva Schmerzen, andere an mehreren Stellen. Die meisten Frauen beschreiben den Schmerz als brennend, aber auch andere Empfindungen wie ständiger messerartiger Schmerz oder „Säure auf der Haut“ werden geschildert. Diese chronischen, oft mit Jucken verbundenen Schmerzen führen zu körperlichem, emotionalem und/oder sexuellem Stress. Es gibt zwei Arten der Vulvodynie im engeren Sinne:

Provozierte Vestibulodynie (PVD)

Früher wurde diese Form als vestibuläre Vulvitis bezeichnet, was übersetzt bedeutet: Entzündung des Vestibulums, eines speziellen Teils der Vulva um die Scheidenöffnung herum (siehe Seite 13). Schmerzen treten ausschließlich durch Berührungen dieser Region auf, daher der Name „provozierte“ Vestibulodynie. Treten die Schmerzen erstmals bereits beim ersten Versuch des Geschlechtsverkehrs, des Versuchs, einen Tampon einzuführen oder bei der gynäkologischen Untersuchung auf, wird von einer primären PVD gesprochen; wenn die Schmerzen erstmals zu einem späteren Zeitpunkt im Leben auftreten, handelt es sich um eine sekundäre PVD.

Generalisierte Vulvodynie (GVD)

Frauen mit generalisierter Vulvodynie leiden unter spontan auftretenden Schmerzen in verschiedenen Bereichen der Vulva, welche im gesamten Bereich vom Schambein bis zum Enddarm auftreten können. Diese Schmerzen sind unabhängig von Berührungen, aber Aktivitäten, die Druck auf die Vulva ausüben wie langes Sitzen oder das Tragen enger Wäsche verschlimmern typischerweise die Schmerzen.

Wer ist betroffen?

Vulvodynie ist eine Erkrankung von Frauen. Betroffen sind die äußerlichen weiblichen Geschlechtsteile (Vulva). Es scheint aber, dass es eine Entsprechung bei Männern gibt, die sogenannte Prostatodynie, zu deutsch „Schmerzen im Prostatabereich“; hier gibt es viele Parallelen zur generalisierten Vulvodynie (GVD).

Von Vulvodynie betroffen sind Millionen von Frauen aller Altersgruppen: Studien aus den USA belegen, dass mindestens 18 % aller Frauen wenigstens einmal in ihrem Leben an anhaltenden Beschwerden und Schmerzen im Vulvabereich leiden, möglicherweise sind es noch weit mehr. Etwa 5 % aller Frauen erfahren diese Beschwerden bereits im Alter von unter 25 Jahren, wobei auch hier die Anzahl der Betroffenen weit höher liegen dürfte. Umso erstaunlicher ist es, dass sich die medizinische Forschung dieser Thematik so lange nicht angenommen hat. Das durchschnittliche Erkrankungsalter liegt bei 37 Jahren und ist generell bei provozierter Vestibulodynie etwas niedriger als bei generalisierter Vulvodynie, da etwa 20 % der von PVD betroffenen Frauen unter primärer PVD leiden und somit sehr jung sind. Sexueller Missbrauch kommt in der Vorgeschichte von Frauen mit Vulvodynie nicht häufiger vor als in Kontrollgruppen von Frauen ohne Vulvodynie.

Was sind die Symptome?

Eine Untersuchung an Patientinnen einer Vulvodynie-Klinik in den USA ergab, dass – in abnehmender Häufigkeit – Brennen und Schmerzen im Bereich der Vulva (knapp 90 %) und Juckreiz und veränderter Scheidenausfluss (etwa 40 %) genannt wurden. Schmerzen beim Geschlechtsverkehr gaben über 70 % der Frauen an, Schmerzen beim Eindringen des Penis hatten 28 % der Frauen, Schmerzen nach dem Verkehr wurden von 42 % berichtet. Orgasmusschwierigkeiten waren für 26 % der Frauen ein Problem. Insgesamt war der Geschlechtsverkehr bei 90 % der Betroffenen durch die Beschwerden oder Schmerzen im Vulvabereich beeinträchtigt. Ein Viertel aller Betroffenen klagte über zusätzliche Blasenprobleme, 15 % auch über Darmprobleme. Immerhin 70 % der Frauen hatten frühere Pilzinfektionen durchgemacht, wobei zum einen die Häufigkeit von Pilzinfektionen bei Frauen ohne Vulvodynie nicht gut erfasst ist und zum anderen nicht unbedingt ein ursächlicher Zusammenhang zwischen der irgendwann aufgetretenen Pilzinfektion und den späteren Genitalschmerzen bestehen muss. Das Tragen enger Bekleidung bereitete 40 % der Frauen Schwierigkeiten, bei über 30 % verstärkten sich die Beschwerden durch Sitzen oder Gehen.

Beide Arten der Vulvodynie sind sogenannte Ausschlussdiagnosen, das heißt, dass alle anderen infrage kommenden Erkrankungen vorher ausgeschlossen sein müssen, ehe diese Diagnose gestellt werden kann. Bevor Sie also mit den beiden Schmerzerkrankungen der Vulva vertraut gemacht werden, sollten Sie wissen, an welche anderen möglichen Erkrankungen gedacht werden muss.

Chronischer Schmerz

Während bei akutem Schmerz im Allgemeinen die Verletzung oder Schädigung eines bestimmten Gewebes die Ursache ist, ist bei chronischem Schmerz der Schmerz selbst zur Krankheit geworden. Anhaltender, unverminderter Schmerz kann mit der Zeit die stärkste Persönlichkeit in die Knie zwingen. Psychische Veränderungen oder Änderungen von Verhaltensweisen können sich daraus entwickeln. Alles zusammen wird als „chronisches Schmerzsyndrom“ bezeichnet.

Allen Betroffenen sind folgende Merkmale gemeinsam:

- Der Schmerz ist seit mindestens 6 Monaten vorhanden.
- Die üblichen Behandlungen haben kaum Linderung gebracht.
- Die Ausprägung des Schmerzes steht in keinem Verhältnis zu den Untersuchungsbefunden. Körperliche Anzeichen einer Depression wie Schlafstörungen, Appetitminderung, Verlangsamung von Bewegungen und Reaktionen sind vorhanden.
- Körperliche Aktivitäten werden immer mehr gemieden.
- Die Rollen innerhalb der Familie ändern sich; die Patientin gerät aus ihrer angestammten Rolle als beispielsweise Ehefrau oder Mutter.

Es ist typisch, dass sich im Laufe der Entwicklung einer chronischen Schmerzkrankheit psychologische Symptome und verhaltensmäßige Änderungen einstellen. Chronischer Schmerz entsteht immer auch durch ein dynamisches Zusammenwirken von Körper, Nervensystem und Psyche.

Welche anderen Erkrankungen müssen ausgeschlossen werden?

Infektionen

Eine der häufigsten Infektionen im Bereich von Vulva und Scheide ist die Hefepilzinfektion, die durch Jucken, Brennen und dicken weißen, oft krümeligen Ausfluss gekennzeichnet ist (siehe ab Seite 39). Häufig wiederkehrende Pilzinfektionen, die als möglicher auslösender Faktor für provozierte Vestibulodynie (PVD) angesehen werden, müssen durch mikroskopische Untersuchung und Anlegen einer Hefepilzkultur (siehe Seite 35) ausgeschlossen beziehungsweise behandelt werden.

Eine Kultur ist dabei aus verschiedenen Gründen unbedingt notwendig:

- Die Wahrscheinlichkeit, Hefepilze bei deren Anwesenheit unter dem Mikroskop zu entdecken, liegt nur bei 70 %.
- Andere Pilzarten als Candida albicans, der häufigste Erreger, sind unter dem Mikroskop nur schwierig zu identifizieren.
- Solche „Exoten"-Pilze reagieren weniger gut auf die übliche Behandlung, sie bedürfen einer speziellen Therapie.

Wenn Hefepilze identifiziert wurden, reagieren sie im Allgemeinen gut auf eine entsprechende spezielle Behandlung. Bei häufig wiederkehrenden Pilzinfektionen wird aber meist eine erheblich längere Behandlungszeit benötigt: Erfahrene Therapeuten verordnen ein Anti-Pilz-Medikament zum Einnehmen über einen Zeitraum von vier bis sechs Monaten. Ein Anti-Pilzmittel in Kapselform mit dem Wirkstoff Fluconazol gelangt auf dem Blutweg in alle Körperregionen und hat sich bei häufig wiederkehrenden Pilzinfektionen der Vulva und Scheide als wesentlich effektiver erwiesen als eine lokale Pilztherapie mit Cremes und/oder Scheidenzäpfchen. Oft ist es sogar so, dass bei häufigen Infektionen lokale Cremes die Vulva reizen und zu einer weiteren Schädigung beitragen können, da sie die normale „gesunde" Besiedelung mit „guten" Keimen in dieser Region erheblich stören und schädigen. Fluconazol kann in unterschiedlicher Dosierung verordnet werden, zum Beispiel 100 mg täglich oder 2-mal pro Woche 200 mg über den gesamten Behandlungszeitraum von mehreren Monaten. Nebenwirkungen können anfangs in Form von meist milden Magen-Darm-Beschwerden auftreten, eine Leberschädigung ist im Gegensatz zu früheren ähnlichen Medikamenten sehr selten.

Ein ähnliches, möglicherweise sogar dasselbe Krankheitsbild wie die ständig wiederkehrenden Pilzinfektionen ist die sogenannte zyklische Vulvovaginitis, also die zyklisch auftretende Entzündung von Vulva und Scheide. Die betroffenen Frauen schildern Schmerzen beim Eindringen des Penis, Brennen und Jucken um den Scheideneingang sowie Reizung und Schmerzen nach dem Geschlechtsverkehr. Die Symptome zeigen sich jedoch üblicherweise zyklisch, das heißt, sie nehmen in der Intensität zu und ab, und zwar abhängig vom Monatszyklus: Bei vielen Frauen erscheinen die Beschwerden jeweils ausschließlich vor (häufig!), während oder nach der Menstruation – also abhängig von einer bestimmten Phase des monatlichen Zyklus.

Die zyklische Vulvovaginitis soll auf einer unterschwelligen Candida(Hefepilz)-Infektion beruhen und spricht im Allgemeinen auf dieselbe Therapie wie die häufig wiederkehrenden Pilzinfektionen an: 100 bis 200 mg Fluconazol wöchentlich über vier bis sechs Monate, danach einmal pro Monat zur Vorbeugung.

Eine ganz spezielle bakterielle Infektion, die mit einer PVD verwechselt werden kann, ist die sogenannte zytolytische Vaginose oder auch bakterielle Vaginose (siehe ab Seite 52). In der Scheide befinden sich normalerweise eine ganze Reihe von Bakterien, die keine krankhafte Bedeutung haben, sofern sie sich in einem ausgewogenen

Verhältnis zu den „guten“ Scheidenbakterien, den sogenannten Döderlein-Bakterien, befinden. Bei der bakteriellen Vaginose überwuchern nun aus unbekannten Gründen diese „schlechten“ Bakterien die „guten“ Döderlein-Bakterien. Das führt zu einer Überproduktion von Wasserstoffperoxid, das ist dieselbe Chemikalie, die zum Haarebleichen verwendet wird, und damit zu Brennen und Schmerz beim Geschlechtsverkehr. Die Symptome verschlimmern sich oft in der zweiten Zyklushälfte und/oder vor der Menstruation und nehmen mit Eintreten der Menstruationsblutung wieder ab. Ein Scheidenabstrich zeigt zwar nur die üblichen Bakterien, diese aber in viel zu hoher Zahl gegenüber den Döderlein-Bakterien.

Neben den geschilderten Beschwerden kann es aber durch diese gestörte Balance mit Überwiegen der „schlechten“ Bakterien zu Infektionen kommen, die bis in die Gebärmutter, die Eileiter und Eierstöcke aufsteigen. Vor allem Schwangere und Frauen, die mit Spirale verhüten, sind besonders gefährdet. Auch Harnwegsinfektionen entstehen häufiger. Deshalb ist eine entsprechende Therapie mit speziellen Tabletten oder Cremes notwendig, die in die Scheide eingeführt werden. Die Wirkstoffe sind Metronidazol und Clindamycin. Die Cremes werden insbesondere in der Schwangerschaft verwendet, Metronidazol in Tablettenform wird außerhalb der Schwangerschaft verordnet.

Die Symptome können darüber hinaus mittels ein oder zwei Scheidenspülungen mit Natriumbikarbonat („Back-Soda“) in der zweiten Zyklushälfte günstig beeinflusst werden.

Hauterkrankungen

Es gibt einige Hauterkrankungen, die ähnliche Symptome wie provozierte Vestibulodynie (PVD) verursachen können. Lichen sklerosus (siehe Seite 82) ist eine häufige Hauterkrankung, die die Vulva betreffen kann und Jucken und Brennen hervorruft. Man kann Hautveränderungen sehen in Form einer entweder verdickten, meist aber einer dünneren Haut im Bereich des Vestibulums, der übrigen Vulva, am Damm und um den After. Üblicherweise erscheint die Haut dünn und pergamentpapierartig mit kleinen Fältchen. Die Diagnose erfolgt mittels Entnahme einer Gewebeprobe (siehe Seite 36), die Behandlung mit einer Kortisonsalbe über mehrere Wochen.

Lichen planus (siehe Seite 84) ist eine Erkrankung der gesamten Haut und betrifft manchmal auch nur die Vulva. Die betroffenen Frauen schildern Brennen, Reizungen, ein Gefühl des Wundseins und Schmerzen beim Geschlechtsverkehr. Manchmal sind kleine Geschwüre im Bereich um den Scheideneingang vorhanden und die Haut erscheint rissig. Nicht selten sind dieselben Veränderungen auch im Mund zu finden. Auch hier wird die Diagnose durch Gewebeentnahme gestellt, die Behandlung erfolgt ebenfalls mit Kortison, örtlich oder in Tablettenform.

Dermatitis

Dermatitis heißt nichts anderes als „Hautentzündung". Das Anwenden örtlicher Cremes oder Scheidenzäpfchen kann, wenn es über eine längere Zeit oder immer wieder erfolgt, zu einer sogenannten Kontaktdermatitis (siehe Seite 77) führen mit Brennen, Jucken und schmerzhaftem Geschlechtsverkehr.

Es gibt eine ganze Reihe von Substanzen, die an der Vulva zu so einer Entzündung führen können. Häufig tritt diese Form einer Entzündung bei parfümierten Seifen oder Intimdeodorants auf oder durch Intimsprays oder Reizstoffe im Toilettenpapier. Da diese Reizstoffe ähnliche Symptome wie eine Pilzinfektion hervorrufen, werden sie oft mit Anti-Pilz-Cremes behandelt. Anstatt mit einer Besserung reagieren viele Frauen mit einer verstärkten negativen Reaktion auf Bestandteile der Cremes (vor allem Propylenalkohol), und damit wird der Teufelskreis in Gang gesetzt.

Generell sollte man daher bei Beschwerden im Vulvabereich alle Faktoren vermeiden, die zu einer Reizung führen können. Sitzbäder mit einer Tanninlösung schaffen oft Erleichterung. Die Unterwäsche – und auch die Hosen! – sollten locker sitzen, die Slips sollten weiß und aus reiner Baumwolle sein.

Nach dem Baden oder Duschen kann die Vulva mittels eines Haarföns getrocknet werden, so lange die Reizerscheinungen anhalten. Manchmal ist auch die vorübergehende Anwendung einer milden Kortisoncreme hilfreich, aber wirklich nur vorübergehend, da sonst die Creme selbst wieder zu Beschwerden führen kann. Wenn eine Kontaktallergie vermutet wird, ist es immer am besten, beim Hautarzt eine Allergietestung durchführen zu lassen.

Rückbildung der Haut bei Östrogenmangel

Bei Frauen in, um und nach den Wechseljahren kann der Mangel an Östrogen zu einer schweren Rückbildung der Haut im Bereich von Vulva und Scheide führen. Dies kann sich ebenfalls mit Jucken, Brennen und Schmerzen beim Geschlechtsverkehr bemerkbar machen. Bei der frauenärztlichen Untersuchung zeigt sich eine erhebliche Hautverdünnung und manchmal gelblicher Ausfluss. Im Scheidenabstrich (siehe Seite 34) zeigt sich ein „leeres" Bild, das heißt, es finden sich nicht die üblichen Scheidenzellen, da die Haut der Scheide nur noch ganz dünn ausgebildet ist.

Die Anwendung einer örtlichen Östrogencreme – eventuell in Kombination mit einer testosteronhaltigen Creme – hilft in den meisten Fällen sehr gut, auch eine generelle Hormonersatztherapie in Tabletten- oder Pflasterform ist wirksam (siehe Seite 27).

Genitalfissuren

Manche Frauen haben kleine, nicht heilende Einrisse in der Haut des Genitalbereichs. Auch diese können Brennen und Schmerzen im Vulvabereich und beim Geschlechtsverkehr erzeugen. Viele Frauen berichten über ein Gefühl des „Einreißens" beim Verkehr und geringe Blutungen nach dem Verkehr. Bei der Untersuchung wird meist im hinteren Bereich des Scheideneingangs zum Damm narbiges Gewebe gefunden, das ganz leicht einreißt. Hierbei ist das chirurgische Ausschneiden dieser Region am erfolgreichsten. Wenn all diese Erkrankungen im Vulvabereich ausgeschlossen werden können, bleiben als Diagnose die beiden eigentlichen Schmerzkrankheiten der Vulva, die Vulvodynien.

Hinweis: Vulvodynie ist eine Ausschlussdiagnose, das heißt, erst wenn alle weiteren infrage kommenden Ursachen nicht nachweisbar sind, kann die Diagnose Vulvodynie gestellt werden! Der Arzt muss wie bei einem Puzzle in oft detektivischer Kleinarbeit alle Teile des Mosaiks, also Symptome, sämtliche Einzelheiten der Krankengeschichte und Untersuchungsbefunde, zusammenfügen. Erst dann entsteht ein Gesamtbild, das eine Diagnose erlaubt.

Theorie der Schmerzentstehung im Vulvabereich

Schmerzen im Vulvabereich sind schwierig zu diagnostizieren, da üblicherweise keine körperlichen Anzeichen bestehen. Die betroffenen Frauen klagen über schwersten Schmerz und/oder die Unmöglichkeit, Berührungen zu ertragen, aber der Untersucher kann bei der Inspektion höchstens eine gewisse Rötung feststellen.

Wie eine neuere Studie zeigt, scheinen früher durchgemachte schmerzhafte Erkrankungen im Beckenbereich – zum Beispiel an Blase oder Gebärmutter – den Genitalbereich möglicherweise zu sensibilisieren und anfälliger für die Entstehung von Genitalschmerzen zu machen, die dann zu einem späteren Zeitpunkt auftreten können. Die Ursache scheint im Bereich der Nervenfunktion zu liegen.

Etliche Wissenschaftler sind überzeugt, dass beide Vulvodyniearten durch Störungen im Nervenbereich hervorgerufen werden. Die Nerven der Vulvaregion senden Schmerzsignale an das Gehirn. Es scheint, dass es dabei zu einer Art Kurzschluss kommt und bei den Betroffenen immer wieder von Neuem Schmerzimpulse in Gang gesetzt werden.

Allgemeines Schmerzempfinden bei Vulvodynie

Beide Formen der Vulvodynie scheinen bei etlichen Betroffenen mit einer allgemeinen Überempfindlichkeit gegenüber Schmerz verbunden zu sein. Bei V-Betroffenen lässt sich eine vermehrte Aktivität bestimmter Hirnregionen nachweisen, die mit der Schmerzverarbeitung verbunden sind. Bei PVD und GVD können diese Regionen etwas unterschiedlich lokalisiert sein. Man kann sich dies analog zum Kopfschmerz mit seinen verschiedenen Formen vorstellen: Bei Migräne sind andere Hirnareale mit einbezogen als bei Spannungskopfschmerz. Unabhängig von der exakten Lokalisation im Gehirn führt diese vermehrte Aktivität zu einer Herabsetzung der Schmerzschwelle: Schmerzen werden von V-Patientinnen also schon bei einer geringeren Intensität wahrgenommen als von nicht Betroffenen. Zudem löst eine eigentlich nicht schmerzhafte Berührung bereits heftigen Schmerz aus, was in der medizinischen Fachsprache als Allodynie bezeichnet wird.

Derartige Veränderungen lassen sich auch bei anderen chronischen Schmerzerkrankungen nachweisen wie bei der Fibromyalgie, der Interstitiellen Zystitis, dem Reizdarmsyndrom oder der Endometriose.

Die Messung der generellen Schmerzwahrnehmung durch einen Schmerztherapeuten sowie das eventuell gleichzeitige Vorhandensein mehrerer Schmerzkrankheiten können daher wichtige Hinweise auf die Therapie geben: Wenn mehrere Schmerzkrankheiten bestehen und die Schmerzschwelle herabgesetzt ist, ist eine allgemeine Therapie wie die Einnahme schmerzblockierender Medikamente aussichtsreicher als eine lokale Therapie.

Nun zunächst ein wenig „technisches Know-how“ zum besseren Verständnis:

Nervenversorgung der Vulva

Die Vulva wird von drei größeren Nerven versorgt: dem Pudendusnerv, dem Nervus ilioinguinalis und dem Nervus genitofemoralis. Der Pudendusnerv ist der „Hauptnerv“ des Beckens. Er entspringt der untersten Region des Rückenmarks im Kreuzbeinbereich und hat drei Äste: den unteren rektalen Ast zum Enddarm und After, den perinealen Ast zum Damm und zur Harnröhre und den klitoralen Ast zur Versorgung der Klitoris.

Der Pudendusnerv übermittelt sensorische Signale – also alle Empfindungen – aus dem Bereich von Vulva und Vagina sowie vom Dammbereich an übergeordnete Zentren in Rückenmark und Gehirn und er ist gleichzeitig für die Muskelfunktion des Beckenbodens und den muskulären Verschluss von Enddarm und Harnröhre zuständig sowie für den Orgasmus. Damit ist er der wichtigste Nerv dieser Region.

Die beiden anderen Nerven entspringen aus höher gelegenen Rückenmarksbezirken im Bereich der Lendenwirbelsäule. Sie haben nur sensorische Funktion, das heißt, sie übermitteln Signale aus dem Nervengebiet an Rückenmark und Gehirn. Sie versorgen aber keinen Muskel. Der Ilioinguinalnerv übermittelt sensorische Signale – also Empfindungen – aus der Leistengegend, dem Schamhügel und vorderen Anteilen der Vulva.

Der Genitofemoralisnerv übermittelt sensorische Signale ebenfalls von vorderen Teilen der Vulva sowie von den großen Schamlippen.

Arten von Nervenschmerz

Nozizeptorschmerz

Hierunter versteht man die Empfindung einer körperlichen Störung oder Schädigung durch einen sogenannten Rezeptor, der diese Empfindung als Schmerzreiz zum Gehirn weiterleitet. Ein Rezeptor ist eine Art Sensor oder „Empfangseinrichtung" einer Zelle oder eines Organs bzw. Systems. Er wird je nach der Art des Reizes als Chemo- (= chemische Rezeptoren betreffend), Thermo- (= Temperatur betreffend), Baro- (= Druck betreffend), akustischer (= Geräusch betreffend) oder taktiler (= Berührung betreffend) Rezeptor bezeichnet. Nozizeptor (vom Lateinischen nocere „schädigen") ist der Überbegriff für Schmerzrezeptoren.

Nozizeptoren übermitteln nach Ansicht vieler Experten jede Art von Schmerz, die durch äußere Faktoren verursacht wird. Bei provozierter Vestibulodynie scheint es sich um Nozizeptorschmerz zu handeln, also um einen Schmerz, der durch äußere Einflüsse ausgelöst wird.

Nozizeptiver Schmerz wird zunächst einmal bei einem normal funktionierenden Nervensystem empfunden. Wenn Sie sich beispielsweise mit einem Hammer auf den Daumen hauen und dabei Gewebe schädigen, verursacht dies Schmerzen in Ihrem Daumen. Ist das Schmerzleitungssystem dagegen selbst beschädigt oder funktioniert nicht mehr richtig, führt dies zu sogenanntem neuropathischem Schmerz (siehe Seite 109). Um bei dem Beispiel zu bleiben: Ihr Daumen ist nicht verletzt, Sie empfinden aber dennoch Schmerzen im Daumen, weil der Nerv, der den Daumen versorgt, verletzt oder geschädigt ist.

Eine Schädigung der Schmerzrezeptoren kann durch vielerlei Faktoren verursacht werden. Im Falle von provozierter Vestibulodynie sind dies beispielsweise Laserbehandlungen der Haut im Vulvabereich, die das Gewebe verletzen können. Außerdem kann eine Gewebeverletzung auch durch eine ständige Entzündung hervorgerufen werden (zum Beispiel auf dem Boden von Candida-Infektionen – also Pilzinfektionen –, die verstärkt bei erblicher Vorbelastung auftreten können). Je häufiger Hefepilzinfektionen und/oder Harnwegsinfekte in der Vorgeschichte sind, umso häufiger ist das Risiko einer Erkrankung an Vulvodynie. Ob hierbei hauptsächlich eine lokale Überempfindlichkeit der Sensoren in der Haut infolge der gehäuften Infektionen die Schmerzen auslöst, ist denkbar, aber letztendlich noch nicht schlüssig geklärt.

Ständiger Gebrauch von lokalen Anti-Pilz-Cremes, Kortisoncremes und Anti-Virus-Cremes kann das Gewebe reizen und die Übermittlung von Schmerzimpulsen steigern. Und schließlich kann eine Rückbildung des Scheidengewebes infolge Östrogenmangels – wie in den Wechseljahren – zu einer weiteren Verschlechterung der Situation des Gewebes führen. Darüber hinaus kann solch eine Gewebeschädigung zusätzliche Nervenendigungen entstehen lassen, wenn der Nerv versucht, sich zu regenerieren, also wiederaufzubauen. Durch all diese Faktoren kann ein Schmerzkreislauf in Gang gesetzt werden: Immer mehr Nervenendigungen reagieren immer sensibler auf auslösende Faktoren und senden immer mehr Signale an Rückenmark und Gehirn.

Diese Signale werden vom Gehirn als Schmerzempfindung registriert. Schließlich kommt es zu einer Art „Kurzschlussreaktion" und die Nervenendigungen senden weiterhin Schmerzsignale an Rückenmark und Gehirn, ohne dass der oder die auslösenden Reize weiter bestehen.

Eine Studie aus den USA stützt diese Theorie des Nozizeptorschmerzes: Man fand eine größere Anzahl von Nervenendigungen im Vestibulum (Bereich um den Scheideneingang) von Patientinnen mit provozierter Vestibulodynie im Vergleich zu nicht betroffenen Frauen. Darüber hinaus konnte gezeigt werden, dass diese Patientinnen eine herabgesetzte Schmerzschwelle, das bedeutet, eine verstärkte Antwort auf Schmerzreize, im Vestibulum haben. Diese Studie zeigt eindeutig, dass Frauen mit provozierter Vestibulodynie mehr Schmerz wahrnehmen als nicht betroffene Frauen.

Neuropathischer Schmerz

Bei dieser Schmerzart ist das schmerzleitende System – also der Nerv – selbst gestört oder geschädigt, es liegt sozusagen ein „Nerveneigenschmerz" vor, was lateinisch als Neuropathie bezeichnet wird. Die Neuropathie ist auf eine Nervenschädigung zurückzuführen. Die Ursachen hierfür können mechanische Einwirkungen auf einen Nerv sein, wie zum Beispiel vermehrter Druck, Stoffwechselstörungen, Virusinfektionen, Nervendurchtrennungen oder Störungen im Rückenmark oder im Gehirn selbst. Neuropathischer Schmerz lässt sich weiter in die folgenden Schmerztypen unterteilen, die sowohl bei PVD als auch bei GVD auftreten können.

Allodynie

Allodynie ist der Begriff, der verwendet wird, wenn eine an sich nicht schmerzhafte Berührung – zum Beispiel mit einer Feder – Schmerz auslöst.

Hyperalgesie

Hyperalgesie beschreibt eine übermäßige Reaktion auf einen Reiz, der normalerweise einen bestimmten Schmerzgrad auslöst. Der Schmerz wird länger und/oder stärker als normal empfunden.

Dysästhesie

Dysästhesie bezeichnet eine ungewöhnliche oder unangenehme Empfindung wie beispielsweise Kribbeln, Kälte- oder Wärmegefühl ohne auslösenden Reiz.

Die „Kontrolltor“-Theorie

Diese Theorie besagt, dass unangenehme Signale von verletztem, geschädigtem oder gereiztem Gewebe über spezielle Nervenfasern an das Rückenmark weitergeleitet werden. Im Rückenmark können diese Signale entweder verstärkt, vermindert oder sogar blockiert werden. Das Rückenmark dient gewissermaßen als „Tor“, das Schmerzsignale weiterleiten, blockieren oder zumindest verändern kann, bevor sie zum Gehirn gelangen können.

Das „Tor“ selbst wird von örtlichen Faktoren – wie anderen Nervensignalen zum Rückenmark – beeinflusst sowie von höher gelegenen Signalen aus dem Gehirn. Alle internen Einflüsse – abgesehen vom Schmerz selbst – können über das Rückenmark und das Gehirn die Art des Schmerzimpulses beeinflussen. Ebenso nehmen Stimmung und äußere Faktoren, die auf das Gehirn einwirken, Einfluss auf die Wahrnehmung des Schmerzes.

Wird das „Tor“ durch chronischen Schmerz geschädigt, bleibt es weiter geöffnet, obwohl die eigentliche Gewebsschädigung unter Kontrolle ist. Der Schmerz bleibt trotz Beseitigung oder Abheilung der Ursache bestehen. Dieses Weiterbestehen des Schmerzes ohne Ursache wird manchmal auch als „Schmerzgedächtnis“ bezeichnet.

Wie eine generalisierte Vulvodynie entsteht, wird in Fachkreisen kontrovers diskutiert. Eine Vermutung ist, dass es sich um einen neuropathischen Schmerz handelt, der durch die Schädigung eines oder mehrerer Nerven – oft des Pudendusnervs – hervorgerufen wird. Ursache kann eine Quetschung oder Einklemmung (Kompression) des Nervs sein, wenn der Nerv zu sehr zusammengepresst wird. Andere Möglichkeiten sind Überdehnung des Nervs, Schnittverletzungen (bei chirurgischen Eingriffen oder beim Dammschnitt), Virusinfektionen wie durch das Herpesvirus oder das Varizella-Zoster-Virus (siehe Seite 66). Eine Nervenschädigung kann auch als Folge des Absinkens des Beckenbodens eintreten, wodurch der Pudendusnerv gedehnt wird. Tumoren, Zysten und chirurgische Eingriffe im Scheidenbereich können den Nerv ebenfalls beeinträchtigen.

Andere Ursachen sind Verletzungen beim Sport, die in breitbeiniger Haltung passieren (Reiten, Radfahren, Gymnastik), Rücken- und Hüftverletzungen sowie Bandscheibenvorfälle. Krampfadern im Kreuzbeinbereich, die meist unentdeckt bleiben, sind eine mögliche Ursache. Sie engen die dort verlaufenden Nerven wie den Pudendusnerv ein, aber auch andere Nerven.

Myofaszialer Schmerz

Die Erkrankung, Verletzung oder Entzündung eines oder mehrerer Beckenorgane kann zusammen mit einer Verspannung der Beckenbodenmuskulatur zur Entstehung sogenannter „myofaszialer Triggerpunkte“ führen. Dies sind übererregbare Muskelfaserbündel innerhalb eines Muskelstranges, die eine Art „Knoten“ bilden, der unelastisch ist und sich weder zusammenziehen noch entspannen kann. Ein solcher Triggerpunkt kann Schmerz entlang dieses Muskels oder in den umliegenden Muskeln hervorrufen. Der betroffene Muskel und die ihn umgebende bindegewebige Hülle – die sogenannte Faszie – arbeiten „falsch“, sodass die umgebenden Muskeln deren Arbeit übernehmen müssen. Diese werden dadurch wiederum überlastet, entwickeln selbst „Triggerpunkte“ und es entsteht ein Teufelskreis. Schließlich kann es zur Schmerzausstrahlung in den unteren Rücken, den Bauch oder den Damm kommen oder es entstehen Beschwerden an Harnröhre, Scheide oder Enddarm.

Bei Vulvodynie sollte daher immer nach solchen (zusätzlichen) „Triggerpunkten“ gefahndet werden, was nur mittels einer manuellen Untersuchung möglich ist. Die Muskulatur des Beckenbodens wird durch die Scheide und/oder den Enddarm abgetastet.

urz zusammengefasst:

Vulvodynie ist eine Ausschlussdiagnose. Es müssen etliche Erkrankungen unter anderem auf den Gebieten der Frauenheilkunde und der Hauterkrankungen ausgeschlossen werden. Es gibt zwei Formen der Vulvodynie:

- die generalisierte Vulvodynie (GVD) und
- die provozierte Vestibulodynie (PVD).

Bei beiden handelt es sich um chronische Nervenschmerzen – oft begleitet von myofaszialem Schmerz –, die jedoch auf unterschiedlichen Ursachen beruhen. Deshalb erfahren Sie im Folgenden alles über die Besonderheiten der beiden Schmerzkrankheiten.

Kapitel 3
Provozierte Vestibulodynie

Symptome

Frauen mit provozierter Vestibulodynie (PVD) haben sehr typische Symptome. Bei Berührungen im Bereich des Vestibulums empfinden sie mehr oder weniger starke, meist brennende Schmerzen (Allodynie und Hyperalgesie, siehe Seite 109).

Es ist aufgrund dieser Schmerzen schwierig oder unmöglich:

- einen Tampon in die Scheide einzuführen,
- den Penis in die Scheide einzuführen, also Geschlechtsverkehr auszuüben (Schmerz beim Geschlechtsverkehr wird als sogenannte Dyspareunie bezeichnet),
- den Untersuchungsspatel des Frauenarztes bzw. der Frauenärztin, das Spekulum, in die Scheide einzuführen.

Alles, was Druck oder Reibung im Vestibulumbereich ausübt, kann nur schwer oder gar nicht ertragen werden, wie zum Beispiel das Tragen enger Slips und Hosen oder von Slipeinlagen; auch Bewegungen wie zum Beispiel beim Joggen können Schmerzen hervorrufen. Es können auch Missempfindungen im Bereich der Harnröhre bestehen, vor allem in Form von brennenden Schmerzen im Vestibulum, die nach dem Wasserlassen auftreten. Über 40 % der Betroffenen geben wiederholte Hefepilzinfektionen in der Vorgeschichte an. Diese Frauen leiden offenbar häufiger an konstanterem Schmerz, Ausfluss und Beschwerden beim Wasserlassen als Frauen ohne frühere Hefepilzinfektionen.

Diagnose

Provozierte Vestibulodynie ist eine Ausschlussdiagnose, das heißt, es müssen alle eingangs aufgeführten Erkrankungen ausgeschlossen werden (siehe ab Seite 102). Eine genaue Befragung zur Krankheitsgeschichte und zu allen Symptomen ist sehr wichtig. Hinweisend kann der sogenannte Q-Tip-Test sein, den der Frauenarzt oder Sie selbst durchführen können. Häufig finden sich bei der provozierten Vestibulodynie genau lokalisierbare Stellen, an denen sich der Schmerz auslösen lässt.

Q-Tip-Test

Befeuchten Sie ein Wattestäbchen. Setzen Sie sich dann mit gespreizten Beinen so hin, dass Sie in einem aufgestellten Spiegel Ihre Vulva sehen können. Sie können sich auch mit gespreizten Beinen über die geschlossene Toilettenschüssel stellen, auf die Sie so viele Bücher gelegt haben, dass Sie in einem darauf gelegten Spiegel die Vulva sehen.
Spreizen Sie mit den Fingern einer Hand die großen Schamlippen auseinander. Tasten Sie dann mit dem Wattestäbchen den gesamten Bereich des Vestibulums systematisch ab: Stellen Sie sich ein Uhrziffernblatt vor, wobei 12 Uhr den Bereich zwischen vorderem Scheideneingang und Harnröhrenöffnung bedeutet und 6 Uhr den Bereich zwischen hinterer Scheidenöffnung und Damm.
Registrieren Sie, wo genau Sie beim Abtasten Schmerzen oder Beschwerden haben und wie viel Druck Sie dabei auf das Wattestäbchen ausüben. Notieren Sie sich anschließend Ihre Feststellungen; am besten zeichnen Sie eine kleine Skizze. Zeigen Sie Ihrem Frauenarzt diese Aufzeichnungen.

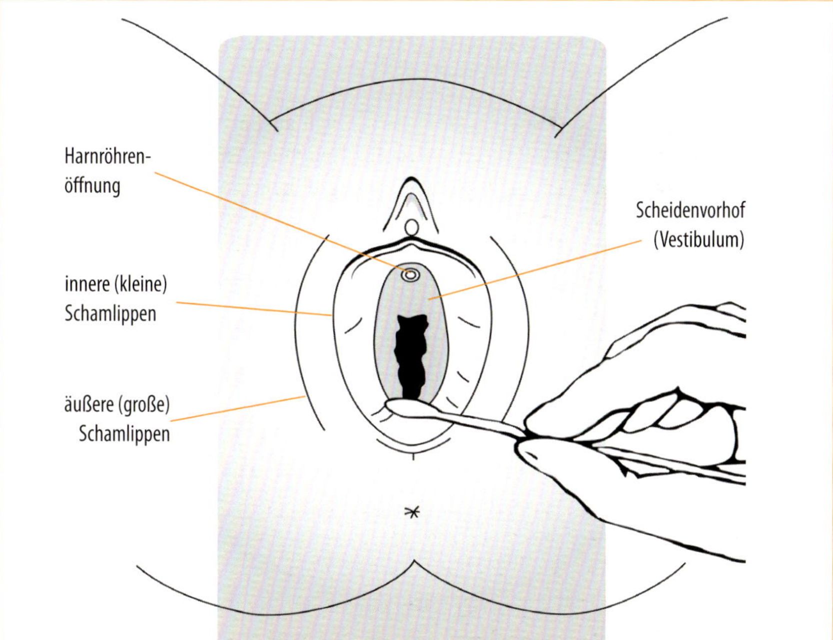

Q-Tip-Test zur Erfassung der Schmerzen im Bereich des Vestibulums

Ursache(n)

Provozierte Vestibulodynie ist aller Wahrscheinlichkeit nach Nervenschmerz, der von einer Entzündung und/oder Übererregbarkeit unter Umständen vermehrt vorhandener Nervenendigungen im Vestibulumbereich herrührt. Dabei kann es sich um einen sogenannten Nozizeptorschmerz handeln, andererseits kann der Schmerz Eigenschaften eines neuropathischen Schmerzes (brennend, stechend) aufweisen.

Die Vulva – vor allem der Bereich des Scheideneingangs – ist reich an speziellen Nervenendigungen, den sogenannten C-Fasern. Diese antworten auf einen Schmerzreiz oder eine sonstige unangenehme Empfindung, indem sie diese Nachricht an das Rückenmark weiterleiten. Von dort wird der Reiz an übergeordnete Zentren im Gehirn weitervermittelt.

Bei provozierter Vestibulodynie sind die Nervenendigungen und damit die Nozizeptoren bestimmter Nervenfasern im Vestibulumbereich vermehrt. Das kann entweder von Geburt an der Fall sein oder als Folge chronischer Hefepilzinfektionen oder allergischer Reaktionen – oft gegenüber Anti-Pilz-Cremes oder sogar Sperma des Partners. Bei der angeborenen Form ist interessanterweise auch der Bereich des Bauchnabels überempfindlich, weil das Gewebe dort denselben embryonalen Ursprung hat wie das Vestibulum. In einer amerikanischen Untersuchung, bei der Gewebe aus der Vulva

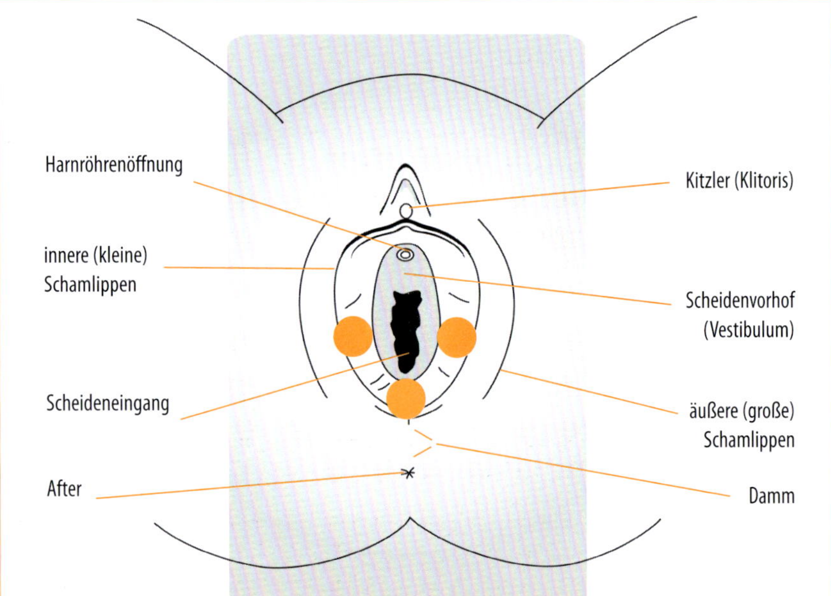

Typische Schmerzpunkte bei der provozierten Vestibulodynie (PVD)

von Patientinnen mit provozierter Vestibulodynie mit Gewebe von nicht betroffenen Frauen verglichen wurde, konnten bis zu zehnmal mehr C-Fasern bei den betroffenen Frauen nachgewiesen werden. Diese Nervenendigungen werden so dauerhaft und kontinuierlich von Reizen „bombardiert“, dass Änderungen der Schmerzsignale im Rückenmark zu einem fortdauernden Schmerz führen. Der Schmerz hat sich sozusagen verselbstständigt.

Mastzellen – das sind Zellen des Bindegewebes, die entzündliche Substanzen speichern – in der Nähe von Nervenendigungen können zudem durch die Nervenreizungen zur Ausschüttung von Entzündungssubstanzen gebracht werden. Diese Substanzen wie Histamin oder Prostaglandin könnten das bei manchen Frauen vorhandene Jucken und ausgedehntere Rötungen erklären.

Weiterhin kommt es als Folge der gereizten Nervenendigungen auch zu einer verstärkten Bildung kleinster Blutgefäße, vor allem im hinteren Bereich des Vestibulums, und zu einer vermehrten Durchblutung im Bereich zwischen Harnröhre und Scheideneingang. Diese ist sehr wahrscheinlich auf eine bestimmte Substanz zurückzuführen, das CGRP (calcitonin gene-related peptide). CGRP ist für die Gefäßerweiterung verantwortlich, die infolge einer durch Nerven bedingten Entzündung auftritt. Damit wären die manchmal an einer bestimmten Stelle vorhandenen Rötungen erklärt.

Inzwischen ist erwiesen, dass die Einnahme bestimmter oraler Kontrazeptiva (der „Pille“) eine provozierte Vestibulodynie mitverursachen kann. Lesen Sie hierzu bitte ab Seite 150. Die Theorie des beschriebenen Schmerzkreislaufs ist deshalb so einleuchtend, weil sie erklärt, warum so viele unterschiedliche Ursachen zu demselben Schmerz führen können.

Jede chronische Reizung irritiert die C-Fasern. Die Liste möglicher auslösender Reize umfasst dabei sehr viele Faktoren: Pilzinfektionen, Hautentzündungen durch irritierende Substanzen (sogenannte Kontaktdermatitis) oder allergische Reaktionen, mechanische Reizung bei ungenügender Feuchtigkeit der Scheide beim Verkehr, chemische Substanzen zur Behandlung von Warzen oder HPV (humanes Papillomvirus).

Darüber hinaus scheint oft eine erbliche Veranlagung vorhanden zu sein, die die Fähigkeit des Immunsystems zur Bekämpfung von Entzündungen und Hefepilzinfektionen im Vulvabereich herabsetzt. Darauf wiesen auch vermehrt vorhandene Bindegewebszellen (sogenannte Fibroblasten) hin, die bei Reizen wie einer Hefepilzinfektion eine große Menge an Entzündungssubstanzen, zum Beispiel sogenannte Zytokine, produzieren und dadurch wiederum die Nervenendigungen reizen.

Zur Aufrechterhaltung des Schmerzes kann neben den C-Fasern auch das sogenannte sympathische Nervensystem beitragen. Das sympathische Nervensystem funktioniert unwillkürlich, zusammen mit seinem Gegenspieler, dem Parasympathikus. Es kann also willentlich nicht beeinflusst werden. Beide Anteile – also Sympathikus und Parasympathikus – sind zum Beispiel für das Erweitern und Verengen der Blutgefäße zuständig, aber auch für etliche Funktionen der inneren Organe.

Provozierte Vestibulodynie und Urethral-Syndrom

Etliche Frauen, die an provozierter Vestibulodynie leiden, haben auch Beschwerden im Bereich der Harnröhre, gelegentlich verbunden mit Harndrang oder etwas häufigerer Frequenz des Wasserlassens. Stehen die Beschwerden im Harnröhrenbereich insgesamt im Vordergrund, wird oft von einem Urethral-Syndrom gesprochen. Auch hierbei spielt sehr wahrscheinlich eine Beeinträchtigung des sympathischen Nervensystems die Hauptrolle, denn auch die Harnröhre wird zu einem wesentlichen Teil vom sympathischen Nervensystem beeinflusst.

Bei einer Beeinträchtigung findet sich ein Schmerz in und um die Harnröhre, der zeitlich weit über das Wasserlassen hinaus bestehen bleibt. Dieser Schmerz kann in der Folge einer Harnwegs- oder Harnröhreninfektion oder nach einem urologischen Eingriff bestehen bleiben, ohne dass irgendwelche Auffälligkeiten bei urologischen Untersuchungen zu finden sind. Im Gegenteil kann der Schmerz umso länger fortdauern, je mehr Blasenspiegelungen durchgeführt werden.

Oft gehen die Symptome einer provozierten Vestibulodynie fließend in die Symptome des sogenannten Urethral-Syndroms über. Die Therapie ist aufgrund der sehr ähnlichen Entstehungsursachen bei beiden Erkrankungen dieselbe (siehe unten), mit Ausnahme der chirurgischen Ausschneidung, welche nur bei provozierter Vestibulodynie infrage kommt.

Studienergebnisse zu den Ursachen

Bei Schmerzerkrankungen wie Vulvodynie gibt es sicher keine einheitlichen Auslösemechanismen. Oft zeigt sich der Schmerz an einer für die individuelle Person besonders „anfälligen" Stelle, um sich im Laufe der Jahre dann zu einem sogenannten „polytopen" (an vielen Stellen lokalisierten) Schmerzgeschehen auszudehnen. All diesen Schmerzsyndromen liegen komplexe Krankheitsmechanismen zugrunde, an denen z. B. das Immunsystem, das Gerinnungssystem, das Hormonsystem sowie Fettstoffwechsel und Schleimhautbarriere des Darms beteiligt sind in einem Wechselspiel mit dem zentralen Nervensystem.

Therapiemaßnahmen

Alle örtlichen Reize scheinen die Schmerzen verschlimmern zu können. Deshalb müssen zunächst alle infrage kommenden Faktoren behandelt werden, wie bakterielle oder durch Pilze verursachte Infektionen im Scheiden-, Vulva- und Blasen-/Harnröhrenbereich. Die Verwendung von Intimdeos, Seife, Slipeinlagen und Ähnlichem muss vermieden werden. Aber auch Hämorrhoiden sollten behandelt werden.

Behandlung der Beckenbodenmuskulatur

Verfahren wie das Biofeedbacktraining bewirken eine Lockerung der verspannten Beckenbodenmuskulatur. Weitere spezielle manuelle, physiotherapeutische Behandlungen sind hilfreich, in manchen Fällen kommen auch Botoxinjektionen infrage (siehe Seite 147).

Lokale medikamentöse Therapiemöglichkeiten

Verschiedene medikamentenhaltige Cremes oder Gels können örtlich, also direkt im Bereich des Vestibulums, aufgetragen werden.

Medikamentöse Therapie

Bei der provozierten Vestibulodynie können auch spezielle Medikamente in Tablettenform verabreicht werden.

Lokale Therapie für PVD

Creme mit örtlichem Betäubungsmittel

Eine kleinere Studie ergab, dass eine Creme mit 5 % Lidocain, einem örtlichen Betäubungsmittel, nach etwa zwei Monaten eine Herabsetzung der Schmerzschwelle bewirkte. Die Creme wurde jeden Abend vor dem Schlafengehen auf den Bereich des Vestibulums aufgetragen. In der Regel wirkt ein örtliches Betäubungsmittel nur vorübergehend in der Form, dass es für einen kurzen Zeitraum Schmerzen lindert; Anwendung beispielsweise vor einem geplanten Geschlechtsverkehr.

Hormonhaltige Creme

Wechseljahre siehe ab Seite 26.

Vorhergehende Einnahme von Kontrazeptiva (siehe Seite 150).

Wenn „die Pille" beziehungsweise die Einnahme bestimmter oraler Kontrazeptiva ein mit auslösender Faktor für PVD sind, kann eine kombinierte Creme aus Östrogen und Testosteron täglich im Vestibulumbereich angewendet werden. Es kann einige Monate dauern, bis eine deutliche Besserung einsetzt. Die Creme ist verschreibungspflichtig.

Cremes mit Medikamenten gegen chronischen Schmerz

Im Kapitel über die Einnahme von Medikamenten, die gegen chronische Schmerzen wirken, sind die verschiedenen Wirkstoffe im Einzelnen beschrieben. Die Substanzen Amitriptylin sowie Gabapentin können auch in Cremeform im Vestibulum angewendet werden. Die Cremes sind genau wie die Medikamente verschreibungspflichtig. Achtung: Beginnen Sie unbedingt mit einer kleinen, linsen- bis erbsengroßen Menge! Die Substanzen werden über die Haut ins Blut aufgenommen und es können allgemeine Nebenwirkungen auftreten.

Lokale Anwendung von Muskelrelaxantien

Muskelrelaxantien sind Wirkstoffe, die die Muskulatur entspannen (siehe Seite 147). Da der Beckenboden bei Vulvodynie nahezu immer verspannt ist, kann der Wirkstoff Baclofen in Cremeform – auch kombiniert mit einem Wirkstoff gegen chronischen Schmerz – angewendet werden. Auch ein Zäpfchen, das Diazepam (besser bekannt als Valium) in geringer Dosierung enthält, kann abends in die Scheide eingeführt werden. Statt eines Zäpfchens kann auch eine Diazepam-Tablette zusammen mit einem verträglichen Gleitmittel in die Scheide eingebracht werden; diese wird ebenfalls von der Scheidenhaut aufgenommen. Creme und Zäpfchen sind verschreibungspflichtig.

Medikamente zum Einnehmen

Im Körper des Menschen gibt es Nerven, die Schmerzen wahrnehmen und diese Information über das periphere Nervensystem zum Rückenmark und den verschiedenen Strukturen des Gehirns leiten, weshalb dies auch als „Schmerzmeldesystem“ bezeichnet wird. Es gibt aber auch ein, den meisten Patientinnen unbekanntes, körpereigenes „Schmerzhemmsystem“, das sehr kompliziert aufgebaut ist und an dessen Funktion auch Nerven(-bahnen) beteiligt sind. Da die Leitungsrichtung der an der Schmerzhemmung beteiligten Nerven von zentralnervös, dem Gehirn, über das Rückenmark letztendlich zum peripheren Nerven verläuft, werden diese Nervenbahnen auch als System der absteigenden (sogenannten deszendierenden) Hemmung bezeichnet.

Wie die moderne Schmerzforschung gezeigt hat, kommt es durch Verletzungen, Entzündungen und andere Schädigungen nicht nur zur Entstehung einer Überempfindlichkeit in peripheren Nerven, sondern auch zu vielfältigen Veränderungen in Nerven des Rückenmarks und des Gehirns. Deshalb bezeichnet man diese Prozesse auch als zentrale Sensibilisierung oder zentralnervöse Plastizität. Wichtig für das Verständnis der Entstehung chronischer Schmerzen ist, dass sich die Funktion des körpereigenen Schmerzhemmsystems erschöpfen kann und dieses somit nicht mehr so gut wirkt oder gar völlig unwirksam ist. An der Funktion von Nerven und Nervenbahnen sind Überträger- oder Botenstoffe beteiligt, sogenannte Neurotransmitter, die in den Nerven in Vesikeln (bläschenförmige Strukturen) gespeichert sind. Bei normaler Funktionsfähigkeit werden diese Botenstoffe aus den Vesikeln freigesetzt und tragen zu den komplexen Vorgängen der Schmerzhemmung bei. In den letzten Jahren hat man gelernt, dass diese Vesikel, die quasi eine Speicherfunktion haben, durch die permanent erforderliche Schmerzhemmung bei chronischen Schmerzen entleert sind und keine hemmenden Neurotransmitter mehr enthalten und so nicht mehr zur Hemmung von Schmerzen beitragen können. Das eigentlich gut wirksame Hemmsystem hat sich erschöpft.

Eine pharmakologische Behandlung von Schmerzen mittels Medikamenten zum Einnehmen kann zum einen eine Hemmung oder Abschwächung im Schmerzmeldesystem zum Ziel haben. Zum anderen kann man durch Einsatz geeigneter Medikamente versuchen, das körpereigene Schmerzhemmsystem zu stärken und zu reaktivieren, indem man die entleerten Speicher wieder mit Hemmbotenstoffen auffüllt und das System mit hemmenden Transmittern anreichert. Hierzu eignen sich Medikamente, die ursprünglich zu einem ganz anderen Zweck entwickelt wurden. Es handelt sich um bestimmte Antidepressiva, die besonders gut wirken bei neuropathischen (= Nerven-) Schmerzen.

Hinweis: Dieses Kapitel über die Therapie mit Medikamenten soll Sie über die wesentlichen Möglichkeiten informieren, die Ihrem Arzt zur Verfügung stehen. Die Auswahl des oder der Präparate, die Dosierung und die Dauer der Behandlung legt Ihr Arzt individuell fest, wobei er sich an verschiedenen Faktoren orientiert, wie seinen Erfahrungen, Nebenwirkungen bei anderen Patienten, Ihren speziellen Symptomen, möglichen Allergien und eventuellen Wechselwirkungen mit anderen Medikamenten.

Schmerztherapie mit antidepressiv wirksamen Medikamenten

Antidepressiva können bei der Bekämpfung chronischer Schmerzen helfen, unabhängig davon, ob eine Depression besteht oder nicht.

Wie kann ein Medikament, das Menschen mit Depressionen hilft, den Schmerz im Genitalbereich mindern? Wie oben beschrieben kommt es bei chronischen Schmerzen, insbesondere bei neuropathischen Schmerzen, zu einer Verarmung an hemmend wirkenden Neurotransmittern in Nerven des körpereigenen Schmerzhemmsystems im Zentralnervensystem. Antidepressiva erhöhen die Konzentration bestimmter Neurotransmitter und füllen bildhaft gesprochen die leeren Speicher wieder auf, wodurch die Funktion des körpereignenen Schmerzhemmsystems verbessert bzw. wiederhergestellt wird. Dafür reichen bereits niedrige Dosen von Antidepressiva aus. Diese Dosen liegen weit unter denen zur Behandlung einer Depression. Die Antidepressiva, die zuerst für die Bekämpfung von chronischem Schmerz eingesetzt wurden, sind die sogenannten trizyklischen Antidepressiva. In diese Gruppe gehören z. B. die Wirksubstanzen Amitriptylin, Desipramin, Nortriptylin, Imipramin.

Sie sind gut und lange erforscht, die schmerzstillende Wirkung bei chronischem Schmerz ist bewiesen und man kennt auch die Nebenwirkungen: In erster Linie sind das Mundtrockenheit, Verstopfung (was bei Schmerz im Beckenbereich u. U. verstärkend wirken kann!), müde machender Effekt, Tendenz zur Blutdrucksenkung und Tendenz zur Beschleunigung des Herzschlags, nicht selten auch Gewichtszunahme.

Ein Nebeneffekt vor allem der trizyklischen Antidepressiva – die dämpfende Wirkung auf die Blase – kann bei häufigem Harndrang sogar erwünscht sein. Bei den neueren Antidepressiva, den sogenannten SSRI (selektive Serotonin-Reuptake-Inhibitoren) und SNRI (selektive Serotonin/Noradrenalin-Reuptake-Inhibitoren), sind diese Nebenwirkungen geringer. Ein gut schmerzvermindernd wirksamer Vertreter der SNRI ist das Duloxetin. Im Allgemeinen sind die günstigen Wirkungen auf die Blase und das sympathische Nervensystem bei den neuen SSRI und SNRI deutlich weniger ausgeprägt. Gerade beim Duloxetin sind sie gut ausgeprägt, wodurch sich dies zur Therapie von Blasenfunktionsstörungen eignet.

Wenn trizyklische Antidepressiva aufgrund von Nebenwirkungen nicht vertragen werden, kann ein Versuch mit diesen neueren SSRI und SNRI unternommen werden. Sprechen Sie mit Ihrem Arzt über diese Möglichkeit. Auch wenn SSRI und SNRI weniger häufig und weniger starke Nebenwirkungen als trizyklische Antidepressiva hervorrufen, so muss dennoch bedacht werden, dass auch SSRI und SNRI Nebenwirkungen haben können. Diese sind: Blutdruckerhöhung, Beschleunigung der Herzfrequenz, Nachtschweiß, vermehrtes Schwitzen, Hitzewallungen, Mundtrockenheit, Übelkeit, Erbrechen, Appetitverlust, Verstopfung, Durchfall, Schlafstörungen, Nervosität, Angst, Kopfschmerzen, unscharfes Sehen, Frieren, Müdigkeit, Störungen der Orgasmusfähigkeit, Störung der Blasenentleerung und Harnverhalt. Wegen der müde machenden Wirkung nimmt man Antidepressiva am besten abends ein. Diese Nebenwirkung lässt aber nach einigen Wochen meist deutlich nach.

Die Nebenwirkungen können gut in den Griff bekommen werden durch Trinken von mindestens 2 Liter Flüssigkeit täglich, Kaugummikauen, Anwenden von Nasentropfen aus Salzwasser, künstlicher Tränenflüssigkeit, ballaststoffreicher Nahrung und eventuell Stuhl-„Weichmachern" wie Metamucil.

!

Lassen Sie sich nicht durch diese – je nach Medikament in unterschiedlichem Ausmaß auftretenden – Nebenwirkungen von der Einnahme wirksamer schmerzmindernder Medikamente abhalten! Und: Antidepressiva verursachen keine Abhängigkeit!

Bei allen Antidepressiva kann die Wirkung zwar bereits nach einigen Tagen auftreten, oft dauert es aber 2 bis 4 Wochen, bis der Effekt eintritt. Man muss sie deshalb täglich und über einen Zeitraum von mindestens einem halben Jahr einnehmen. Man beginnt mit einer niedrigen Dosierung (bei Amitriptylin z. B. 10 mg) und steigert bei Bedarf nach etwa einer Woche die Dosis jeweils langsam, bis der gewünschte Effekt vorhanden ist. Nach mindestens einem halben Jahr Einnahme kann man versuchen, die Dosis in gleicher Weise langsam zu reduzieren und auszuschleichen. Wichtig ist, dass Antidepressiva nicht abrupt abgesetzt werden dürfen, sondern immer schrittweise zu reduzieren sind.

Schmerztherapie mit Antiepileptika

Da verstärkte chronische Schmerzen darauf beruhen können, dass sowohl peripher in Nerven und Gewebe als auch in Nerven des Rückenmarks und des Gehirns eine erhöhte Empfindlichkeit besteht, wäre ein weiterer Behandlungsansatz, diese Überempfindlichkeit zu dämpfen bzw. zu reduzieren. Die Medikamente, mit denen dies möglich ist, sind ebenfalls ursprünglich zu einem ganz anderen Zweck entwickelt worden. Es handelt sich hierbei um Antiepileptika, auch Antikonvulsiva genannt, Medikamente zur Behandlung des Krampfleidens. Seit langer Zeit eingesetzte Medikamente sind beispielsweise Carbamazepin, Oxcarbazepin, Phenytoin oder Lamotrigin. Diese Medikamente müssen ebenfalls mit niedriger Dosis beginnend, einschleichend und langsamer Dosissteigerung eingenommen werden. Wichtige unerwünschte substanzspezifische Nebenwirkungen sind Müdigkeit, Schwindel, Gangstörung, Gedächtnisstörung, Wassereinlagerung im Gewebe (Ödeme), EKG-Veränderungen, Herzrhythmusstörungen, Leberfunktionsstörung, Leberwerterhöhung, Doppelbildersehen, Blutbildveränderungen, Blutarmut, Hautveränderungen/-ausschläge, Abnahme der Knochendichte/-festigkeit. Dementsprechend sind die Blutwerte regelmäßig zu kontrollieren und Obergrenzen der Dosierung einzuhalten. Bei bedenklichen und zunehmenden Veränderungen, z. B. der Leberwerte, sind Nutzen und Risiken der Medikamente kritisch abzuwägen und die Antikonvulsiva gegebenenfalls zu reduzieren oder ganz abzusetzen. Ferner müssen die Blutspiegel der Antikonvulsiva in regelmäßigen Abständen kontrolliert werden, um zu hohe Blutspiegel und ein vermehrtes Risiko für Organschäden rechtzeitig erkennen zu können.

Für die Frauen, die durch Antidepressiva keine ausreichende Schmerzminderung erfahren und bei denen möglicherweise eine Erhöhung der Empfindlichkeit von Nerven zur vermehrten Schmerzhaftigkeit beiträgt, stellt die Einnahme von Antiepileptika eine gute Ergänzung bzw. Alternative in der Behandlung der Vulvodynie dar. Modernere Pharmaka wie Gabapentin, Pregabalin und Topiramat sind gut wirksam bei sowohl peripher als auch zentralnervös bedingten neuropathischen Schmerzen. Die Nebenwirkungen sind deutlich weniger und geringer als bei den „alten" Antiepileptika, aber dennoch vorhanden. Zu nennen sind hier Schwindel, Müdigkeit, Gangstörung, Wassereinlagerung im Gewebe, Gewichtzu- bzw. -abnahme, Konzentrations- und Aufmerksamkeitsstörungen, Verschwommensehen, Störungen im Magen-Darm-Trakt, Blutbildveränderungen, Geschmacksveränderungen. Im Gegensatz zu den „alten" Antiepileptika müssen die Blutspiegel nicht kontrolliert werden. Die schmerzmindernde Wirkung ist im Allgemeinen gut. Möglicherweise sprechen Frauen mit Allodynie (siehe Seite 109) besonders gut auf Gabapentin und Pregabalin an. Antiepileptika machen – wie Antidepressiva – nicht abhängig!

In der Schmerzbehandlung kann Gabapentin über eine weite Dosierungsbandbreite wirksam sein: Am besten beginnt man mit der Einnahme von 100 mg täglich und steigert die Dosis alle 3 Tage um weitere 100 mg. Häufig setzt eine schmerzmindernde Wirkung bereits bei dreimal 300 mg Gabapentin täglich ein. Sollte bei einer Dosisierung von dreimal 600 mg täglich überhaupt keine Änderung der Schmerzen wahrnehmbar sein, wird wahrscheinlich eine weitere Erhöhung der Dosis auch keinen Nutzen bringen. Dann wäre Gabapentin wieder schrittweise zu reduzieren; nicht abrupt absetzen. Die Dosierung kann bis auf 3600 mg täglich – verteilt auf drei Einnahmedosen – gesteigert werden.

Es gibt Frauen, die einen besseren schmerzlindernden Effekt von Pregabalin als von Gebapentin verspüren und umgekehrt. Eine Gesetzmäßigkeit gibt es diesbezüglich nicht und eine prognostische Vorhersage ist nicht möglich. Pregabalin würde man ebenfalls abends, beginnend in einer Dosierung von 25 mg, einnehmen. Die Dosis kann bei guter Verträglichkeit im Abstand von 3 bis 5 Tagen um je 25 mg gesteigert werden. Pregabalin kann bis zu dreimal täglich eingenommen werden. Die Tageshöchstdosis beträgt gewöhnlich 300 mg, in Ausnahmefällen werden bis zu 600 mg gegeben, wobei etwa 30 % der Patientinnen die hohe Dosis von 600 mg nicht mehr gut vertragen.

Topiramat wird nur selten bei Patientinnen mit Vulvodynie eingesetzt, sodass es diesbezüglich wenig Erfahrung gibt. Bis auf Weiteres sollte Topiramat bei diesen Schmerzen nur durch Spezialisten mit großer Erfahrung eingesetzt werden. Die meist zentralnervösen Nebenwirkungen können unter Umständen ausgeprägt sein.

Hinweis: Viele Vulvodynie-Patientinnen sind zunächst irritiert, wenn sie ein Medikament gegen Anfallsleiden einnehmen sollen. Aber Schmerz infolge einer Nervenschädigung und die Symptome eines Anfallsleidens sind sich ähnlich: Beim chronischen Schmerz, wie er bei Vulvodynie vorhanden ist, entlädt sich die geschädigte Nervenfaser spontan, mit der Regelmäßigkeit eines Uhrwerks. Beim Anfallsleiden kommt es ebenfalls zu spontanen Nervenentladungen, aber völlig unregelmäßig.

Anti-Sympathikus-Medikamente

Um die übermäßige Aktivität des sympathischen Nervensystems einzudämmem, können sogenannte Alphablocker zum Einsatz kommen. Diese blockieren bestimmte Rezeptoren, die zu einer Nervenstimulierung führen, die sogenannten Alpharezeptoren. Speziell handelt es sich um den Wirkstoff Clonidin, ein Medikament, das in der Lage ist, das sympathische Nervensystem nach einer kurzen anfängliche Stimulierung „herunterzufahren“. Solche Alphablocker können von erfahrenen Schmerztherapeuten vor allem in der Nähe der Wirbelsäule injiziert werden, dort, wo am Übergang von Brust- zu Lendenwirbelsäule der sympathische Nervenstrang verläuft, eventuell – je nach Lokalisation der Schmerzen – auch an tieferer Stelle. Dies hat gegenüber der oralen Einnahme den Vorteil, dass das Medikament sofort an Ort und Stelle wirken kann. Stress übt ebenfalls immer einen weiteren schädigenden Einfluss auf das sympathische Nervensystem aus und sollte so weit als möglich reduziert werden. Darauf wird bei den weiteren Therapiemöglichkeiten noch eingegangen, die für beide Vulvodynieformen möglich sind, siehe Seite 160.

Allgemeine Schmerzmittel

Eines der am besten bekannten Schmerzmittel ist Aspirin® mit dem Wirkstoff Azetylsalizylsäure. Es wirkt, indem die Freisetzung von Prostaglandinen aus den Zellen gehemmt wird. Prostaglandine sind Substanzen, die Entzündungen hervorrufen. Andere, ähnlich wirkende Schmerzmittel enthalten zum Beispiel die Wirkstoffe Ibuprofen oder Naproxen. Auch Diclofenac kann angewandt werden. Diese Pharmaka wurden ursprünglich zur Behandlung von Schmerzen bei rheumatischen Erkrankungen entwickelt, weshalb sie auch zur Substanzgruppe der „nichtsteroidalen Antirheumatika, NSAR“ zusammengefasst werden. Es ist sehr wichtig zu beachten, dass alle NSAR teils schwerwiegende Organschäden verursachen, die oftmals erst zu Tage treten, wenn der Schaden ausgeprägt und irreparabel ist. Hierzu zählen Schäden im Magen-Darm-Trakt, an den Nieren (bis zum Nierenversagen), am Herzen sowie die Erhöhung des Schlaganfall- und Herzinfarktrisikos.

Eine der häufigsten Nebenwirkungen dieser Schmerzmittel ist die schädigende Wirkung auf die Magenschleimhaut, was zu Magenschleimhautentzündungen und Geschwüren führen kann. Sie sind bei leichteren, gelegentlichen Schmerzen einsetzbar, bei chronischen Schmerzen ist ihre ständige Anwendung nicht sinnvoll. Zudem ist ihre Wirkung auf Vulvodynie-Schmerzen meist nur schwach ausgeprägt. Als Zusatzmedikation an Tagen mit stärkerem Schmerz können diese Mittel aber durchaus hilfreich sein.

Chirurgische Therapie bei provozierter Vestibulodynie

Als letzte Möglichkeit, wenn alle anderen Therapien nicht den gewünschten Erfolg bringen, kann das Vestibulum chirurgisch ausgeschnitten werden. Das entfernte Gewebe hat in etwa die Größe einer Briefmarke. Dies wird als Vestibulektomie bezeichnet. Ziel ist dabei, alle vermehrten und geschädigten – also „unnormalen“ – Nervenendigungen in diesem Bereich zu entfernen. Um die ausgeschnittene Haut zu ersetzen, wird Haut aus dem unteren Bereich der Scheide mobilisiert und mit den Schnitträndern vernäht. Da provozierte Vestibulodynie nie an Scheidengewebe entsteht, kann sich diese dort dann auch nicht mehr entwickeln.

Nach der Heilungsphase, die einige Wochen lang dauert, ist im Allgemeinen äußerlich keine Veränderung zu sehen, Vulva und Scheide sehen normal aus. Nach der Heilungsphase wird meist die Dehnung der Scheide mittels Dilatoren empfohlen. Die richtige chirurgische Technik, die das Entstehen von Narbengewebe vermeidet, scheint ausschlaggebend für den Operationserfolg zu sein, ebenso die Erfahrung des Operateurs.

Die Operationsergebnisse werden mit 60 bis 80 % Besserung oder Heilung beschrieben. Der Erfolg scheint vor allem bei primärer PVD hoch zu sein. Es handelt sich aber im Allgemeinen um kleine untersuchte Gruppen und der weitere Verlauf wurde noch nicht sehr lange verfolgt. Da chronische Schmerzen immer Körper, Geist und Psyche in Mitleidenschaft ziehen, sind im Allgemeinen mehrere unterschiedliche Behandlungsansätze sinnvoll und notwendig. Lesen sie daher auch das Kapitel über weitere Therapiemöglichkeiten ab Seite 160.

Ist Vulvodynie erblich ?

Es scheint einiges dafür zu sprechen, dass eine erbliche Veranlagung bei PVD bestehen kann. Neuere Studien konzentrieren sich darauf, bestimmte Gene nachzuweisen. In einer Studie konnte bei 25 % der Frauen, die an PVD litten, ein bestimmtes Gen nachgewiesen werden. Frauen mit diesem Gen scheinen früher zu erkranken und häufiger an Allergien zu leiden. Außerdem wird bei ihnen öfter HPV (siehe Seite 68) nachgewiesen. Weiterhin scheint die Fähigkeit, Entzündungen zu bekämpfen, bei provozierter Vestibulodynie herabgesetzt zu sein.
Bei generalisierter Vulvodynie (siehe nächstes Kapitel) können anatomische Besonderheiten vorhanden sein, die eine Kompression des Pudendusnervs begünstigen. Eine solche anatomische Variante kann vererbt werden.

Kurz zusammengefasst:

Provozierte Vestibulodynie ist eine Schmerzkrankheit, die auf die Vulva – speziell auf das Vestibulum – beschränkt ist. Die Symptome werden durch Berührungen ausgelöst, die normalerweise keinen Schmerz verursachen. Es gibt etliche äußere Auslöser, die schlussendlich alle zu demselben Schmerzbild führen. Eine genaue Befragung zur Krankheitsgeschichte ist sehr wichtig. Die Therapie erfolgt in erster Linie mit Medikamenten gegen chronischen Nervenschmerz; spezielle Injektionen und chirurgische Maßnahmen können hinzukommen. Allgemeine Maßnahmen und zusätzliche Therapien können hilfreich sein.

Kapitel 4
Generalisierte Vulvodynie

Bei der generalisierten Vulvodynie (GVD) wird die typische Patientin oft als postmenopausal beschrieben, das heißt, sie hat seit über einem Jahr keine natürliche Regelblutung mehr. Im Allgemeinen sind die Betroffenen bei Krankheitsbeginn zwar älter als bei provozierter Vestibulodynie, aber dieses Problem kann erfahrungsgemäß durchaus auch bei jüngeren Frauen auftreten.

Ursache(n)

Die generalisierte Vulvodynie wird von vielen Experten als eine Schädigung oder Erkrankung von Beckennerven, insbesondere des Pudendusnervs, angesehen. Letztere wird als Pudendusneuralgie bezeichnet. Es handelt sich um neuropathischen Schmerz.

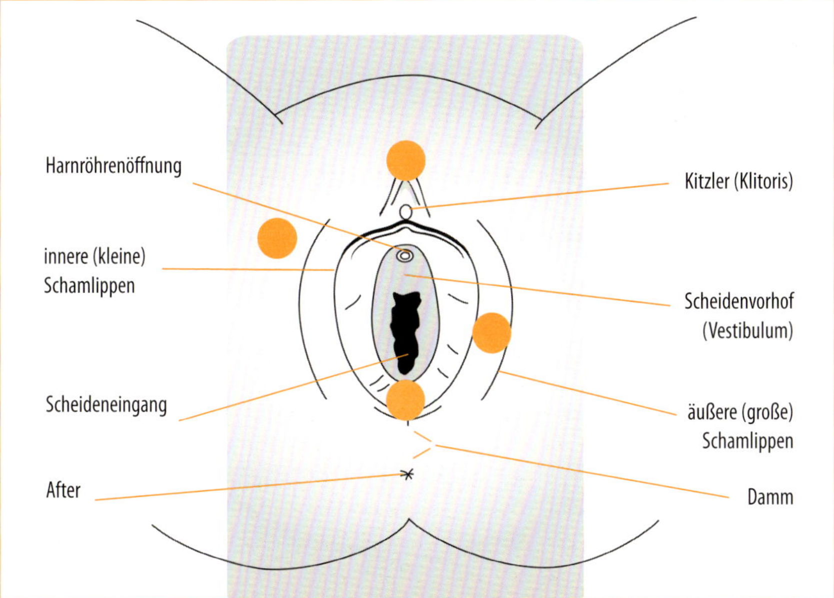

Mögliche Schmerzpunkte bei der generalisierten Vulvodynie (GVD)

Pudendusneuralgie ist eine umfassende Bezeichnung für alle Schmerzen im Versorgungsgebiet des Nervs, wogegen der Begriff Vulvodynie sich auf Schmerzen in einem Teilgebiet des Pudendusnervs – eben im Bereich der Vulva – bezieht. Generalisierte Vulvodynie ist also eine „Unterform“ der Pudendusneuralgie.

Es ist aber keineswegs so, dass die generalisierte Vulvodynie immer und/oder nur auf den Nervus pudendus zurückzuführen ist. Hier wird sicherlich die Forschung der nächsten Jahre neue Erkenntnisse zum Entstehungsmechanismus der generalisierten Vulvodynie liefern. Es gibt heute bereits erste Anzeichen dafür, dass bisher völlig unbekannte Mechanismen und Ursachen zur Entstehung derartiger Schmerzen beitragen.

Im Folgenden werden Schmerzen besprochen, die durch Schädigung des Pudendusnervs hervorgerufen werden können.

Schädigung des Pudendusnervs/Pudendusneuralgie

Der Pudendusnerv ist der Nerv, der im Prinzip den Beckenboden versorgt. Er leitet Empfindungen aus dem Bereich der äußeren Geschlechtsteile, der Harnröhren- und Analregion und des Dammes an das zentrale Nervensystem weiter und ist darüber hinaus für die Steuerung des äußeren Afterschließmuskels und des äußeren Harnröhrenschließmuskels sowie der Beckenbodenmuskulatur verantwortlich.

Die Erkrankung oder Schädigung des Nervs heißt Pudendusneuralgie, zu deutsch: Schmerzen, die durch den Nervus pudendus verursacht werden.

Dies zeigt sich meist in diffusen, manchmal aber auch gut zu beschreibenden Schmerzen im Versorgungsgebiet des Nervs, kann aber auch in die Leiste, das Gesäß oder den Bauch ausstrahlen. Oft ist der Schmerz einseitig und verstärkt sich durch Sitzen. Der Schmerz ist häufig sehr stark. Die versorgten (Haut-)Bereiche können zudem extrem empfindlich auf leichte Berührung reagieren. Der Schmerz kann immer an derselben Stelle auftreten, die Schmerzlokalisation kann aber auch wechseln und/oder es können Schmerzen an mehreren Stellen auftreten.

Anatomie

Der Pudendusnerv hat seinen Ursprung in einem Nervengeflecht (Plexus sacralis), das auf der Höhe des Kreuzbeins aus dem Wirbelkanal austritt. Der Nerv setzt sich aus mehreren Nervenwurzeln zusammen, die dem zweiten bis vierten Kreuzbeinwirbel (S2–S4) entspringen. Dann nimmt er einen komplizierten Verlauf durch das Becken, wobei er einige „Engpässe“ überwinden muss, deren wichtigster der Verlauf des Nervs um den Sitzbeinstachel ist (ein am hinteren Rand des Sitzbeins nach innen gerichteter Knochendorn, die sogenannte Spina ischiadica). Dort gelangt der Nerv nämlich zwischen zwei bindegewebige Haltebänder (lat. Ligamentum), das Ligamentum sacrospinale und das Ligamentum sacrotuberale (siehe Abbildung).

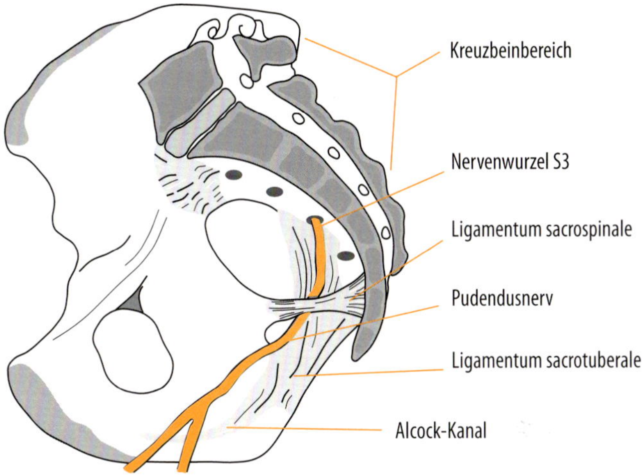

Lage bzw. Verlauf des Pudendusnervs

Bisherige Untersuchungen haben Hinweise darauf ergeben, dass sich bei etlichen Betroffenen die Spina ischiadica, also der Sitzbeinstachel, an dem das Ligamentum sacrospinale ansetzt, anatomisch versetzt findet oder besonders ausgeprägt ist.

Danach wendet sich der Nerv nach vorne und unten und gelangt durch eine anatomische Öffnung unter die Fläche eines Beckenbodenmuskels (des sogenannten Levatormuskels), und dort hinein in eine bindegewebige Hülle (Faszie) des Obturatormuskels. Diese Hülle bildet den nach ihrem Entdecker benannten sogenannten Alcock-Kanal.

Dort teilt sich der Pudendusnerv in verschiedene kleinere Nervenäste auf, die dann wiederum andere Namen haben und meist nach dem Haut- oder Muskelgebiet benannt sind, das sie versorgen. Das sind in diesem Fall:

- die rektalen/analen Äste zur Versorgung des Enddarms und des Afterschließmuskels (Nn. rectales inferiores),
- die perinealen Äste, die den Damm, die Scheide und die Harnröhre versorgen (Nn. perineales), wobei sich diese perinealen Äste wiederum verzweigen in noch kleinere Äste (Nn. scrotales bzw. labiales), die beim Mann den Hodensack (Scrotum) und bei der Frau die Schamlippen versorgen,
- bei Frauen der klitorale Ast, der den Bereich um die Klitoris (den Kitzler) versorgt (Nervus dorsalis clitoridis) bzw. bei Männern den Penis (Nervus dorsalis penis).

Wenn der Nerv den Alcock-Kanal durchdringt, wird er nochmals eingeengt. Insbesondere im Sitzen kann der Nerv hier eingeengt werden. Außerdem scheint bei einigen Patienten der Alcock-Kanal, durch den der Nerv ca. 2,5 cm weit läuft, von vornherein verengt zu sein. In manchen Fällen finden sich in diesem Bereich auch Verwachsungen, die ebenfalls die Bewegungsfreiheit des Nervs einschränken.

Die beiden hauptsächlichen Engpässe befinden sich zum einen also zwischen dem Ligamentum sacrospinale und dem Ligamentum sacrotuberale – um den Sitzbeinstachel (Spina ischiadica) herum (bei ca. 80 % der Betroffenen), andererseits tiefer, Richtung Beckenboden gelegen, im Alcock-Kanal (bei ca. 20 % der Betroffenen).

Ursache(n) für eine Pudendusneuralgie

Der Nerv hat an den beschriebenen Engpässen so gut wie keine Ausweichmöglichkeit und kann durch verschiedenartige äußere Einflüsse eingeengt (komprimiert) werden.

Bestimmte Tätigkeiten wie Fahrrad fahren, Reiten, sitzende Tätigkeit und häufige, längere Autofahrten können die Entstehung solcher Einquetschungen (Kompressionen) und/oder Verwachsungen begünstigen. Bauchtraining mit Sit-ups und Beintraining mit Gewichten können sich ebenfalls ungünstig auswirken.

Alle Faktoren, die Druck auf den Nerv ausüben oder – zum Beispiel durch Bildung von Narbengewebe – die Umgebung des Nervs einengen, können ursächlich sein. Aber auch Veränderungen an den Bandscheiben, frühere Unfälle, Zysten, Entzündungen im Verlauf des Nervs (zum Beispiel als Folge von Infektionen im Beckenbereich), Verwachsungen nach Operationen im Beckenbereich (zum Beispiel auch nach einem Dammschnitt bei der Entbindung), meist übersehene Krampfadern im Bereich des kleinen Beckens und sogar Ungleichmäßigkeiten der Hüftgelenke oder der Kreuz-/Darmverbindungen können den Nerv schädigen. Häufig findet man aber keine offensichtliche Ursache.

Symptome der Pudendusneuralgie

Die hauptsächlichen Symptome sind Schmerzen im Versorgungsgebiet des Pudendusnervs, also im Bereich von Enddarm, After, Harnröhre und Damm sowie bei Frauen im Bereich von Scheide und Vulva (äußerlich sichtbarer Genitalbereich, der den Scheideneingang, kleine und große Schamlippen und den Schamhügel umfasst) einschließlich Kitzler (Klitoris), bei Männern im Bereich von Penis und Hodensack.

Es kann auch nur einer dieser Bereiche betroffen sein, zum Beispiel ausschließlich Schmerzen im Bereich der Klitoris. Der Schmerz kann aber auch über das eigentliche Versorgungsgebiet des Nervs hinaus ausstrahlen, zum Beispiel in die Innenseite der Oberschenkel, die Leiste und das Gesäß. Der Schmerz wird als stechend, brennend, messerartig, krampfartig oder nadelstichartig beschrieben. Brennen, Druckgefühl und ein Gefühl des „Verdrehens" werden am häufigsten geschildert, auch ein Fremdkörpergefühl im Enddarm oder in der Scheide kann vorkommen. Der Schmerz kann oberflächlich oder tief empfunden werden. Oft beginnt er an einem Ort und breitet sich im Laufe der Zeit in andere Regionen aus. Die versorgten (Haut-)Gebiete können extrem empfindlich auf leichte Berührung reagieren, weshalb die Betroffenen das Tragen enger Hosen meiden. Insgesamt tritt der Schmerz aber unabhängig von Berührungen auf. Andere Symptome sind Verkrampfungen der Beckenbodenmuskeln, Taubheitsgefühle oder gesteigerte und/oder veränderte (Haut-)Empfindungen (Hyperalgesie, Allodynie, siehe Seite 109).

Auch Störungen beim Wasserlassen, beim Stuhlgang oder beim Geschlechtsverkehr sind häufig. So können zum Beispiel häufiges Wasserlassen und/oder Harndrang auftreten, Schmerzen während und/oder nach der Stuhlentleerung und Schmerzen während oder nach dem Geschlechtsverkehr. Die Schmerzen können ein- oder beidseitig vorhanden sein oder auf einer Seite stärker ausgeprägt sein. Sie verstärken sich für gewöhnlich insbesondere beim Sitzen. Dagegen mindert das Sitzen auf einer Toilettenschüssel oder auf einem Spezialkissen, das wie ein „Donut" geformt ist, oft den Schmerz, da hierdurch Druck vom Nerv genommen wird. Im Allgemeinen nehmen die Schmerzen im Laufe des Tages zu.

Je mehr die Nervenkompression (Einquetschung des Nervs) fortschreitet, umso weniger gut sind sitzende Tätigkeiten wie beispielsweise am Esstisch sitzen, sitzende Arbeiten, Autofahren, Kino- oder Theaterbesuche zu bewältigen. Gehen und Liegen verschaffen sehr häufig Erleichterung. Eine Schmerzverstärkung im Sitzen muss aber nicht notwendigerweise vorhanden sein. Der Schmerz ist oft sehr stark und lässt sich durch die üblichen Schmerzmittel nicht lindern, meist auch nicht durch starke Mittel wie Opiate. Nachts, während des Schlafs, besteht im Allgemeinen Beschwerdefreiheit.

Diagnose

Die Pudendusneuralgie ist eine sogenannte Ausschlussdiagnose. Das bedeutet, dass zunächst alle möglichen Erkrankungen auf gynäkologischem Gebiet (siehe oben), urologischem Gebiet, Magen-Darm-Bereich, Enddarmbereich und orthopädischem Gebiet sorgfältig ausgeschlossen werden müssen. Eine computertomografische (CT) oder Magnetresonanz-Untersuchung (Kernspin) der Beckenregion ist angeraten. Danach folgt die neurologische Untersuchung, bei der im Allgemeinen keine Auffälligkeiten festgestellt werden. Außergewöhnlich ist jedoch oft ein sehr ausgeprägter Schmerz bei der Untersuchung durch den After (rektale Untersuchung), welcher sich nahe des Sitzbeinhügels (Tuber ischiadicum) auslösen lässt.

Bei dieser Gelegenheit, also bei der rektalen Untersuchung, sollte auch der Spannungszustand der Beckenbodenmuskulatur geprüft werden. Neben dieser neurologischen

Untersuchung kann ein elektrophysiologischer Test bei der Diagnose oft weiterhelfen. Dabei werden bestimmte Nervenleitgeschwindigkeiten gemessen.

Häufig ist bei einer Kompression oder Schädigung des Nervs diese Geschwindigkeit verzögert. Ein weiterer, wichtiger diagnostischer Test besteht darin, die ausgesandten (Schmerz-)Signale des Nervs durch Einspritzen eines örtlichen Betäubungsmittels zu unterbrechen, was als Nervenblockade bezeichnet wird. Kommt es zu einem sofortigen Nachlassen oder sogar vollständigen Verschwinden der Symptome während der Wirkungszeit des Lokalanästhetikums, ist dies ein weiterer Hinweis auf eine Schädigung des Nervs.

Als einfachster Test kann eine Injektion in Richtung Darmbeinstachel – also in Richtung des Verlaufs des Pudendusnervs – durch die Scheide hindurch auf beiden Seiten erfolgen. Der schmerzmindernde oder sogar schmerzaufhebende Effekt tritt bei einer Schädigung des Pudendusnervs sofort nach der Injektion auf. Er kann wenige Minuten bis einige Stunden anhalten, im Durchschnitt etwa zwei Stunden. Insgesamt muss die Diagnose immer anhand all dieser Kriterien gestellt werden, also unter Beachtung

- der Symptome: Schmerzen im Versorgungsgebiet des Nervs, Schmerzverschlimmerund durch Sitzen und Verbesserung durch Nutzen eines „Donut“-Kissens, kein nächtliches Erwachen durch die Schmerzen,
- der Untersuchung, bei der keine Gefühlsstörungen festgestellt werden und
- der Ergebnisse der Nervenblockaden, die ein sofortiges Nachlassen der Schmerzen bewirken.

Wenn all dies zusammen in dieselbe Richtung weist, kann die Verdachtsdiagnose „Pudendusneuralgie“ gestellt werden.

Therapiemöglichkeiten

Schmerzmindernde Medikamente

Da es sich bei der Pudendusneuralgie um einen Nervenschmerz handelt, kommen zur Behandlung in erster Linie die Medikamente infrage, die sich bei dieser Schmerzart bewährt haben. Dies sind in erster Linie Antidepressiva (Seite 119) und Antiepileptika (Seite 121).

In der Regel werden bei neuropathischen Schmerzen Medikamente in Tablettenform zur Einnahme verwendet. Alle diese Medikamente sind ab Seite 117 aufgeführt. Eine lokale Therapie (siehe Seite 117) kann aber versucht werden, vor allem, wenn der Schmerz meist an derselben Stelle im Vulvabereich auftritt.

Hinweis: Die Medikamente gegen chronischen Schmerz sowie die Muskelrelaxanzien können lokal auch bei Proktodynie (= Schmerzen im After-/Analbereich) angewendet werden. Eine Proktodynie kann bei generalisierter Vulvodynie mit auftreten.

Nervenblockaden

Chronischer Nervenschmerz im Vulvabereich kann auf verschiedenen Ebenen „blockiert" werden, indem ein örtliches Betäubungsmittel injiziert wird:

- Direkt an den kleinen Nervenfasern im Vulvabereich: Vom Damm aus, hinter der Scheidenöffnung, wird ein lokales Betäubungsmittel unter beide Seiten des Vestibulums eingespritzt.
- Im Bereich des Verlaufs des Pudendusnervs: Einspritzung eines lokalen Betäubungsmittels durch die Scheide beidseitig in Richtung Darmbeinstachel.
- Im Bereich der andern, ebenfalls im Kreuzbeinbereich entspringenden Nerven, die bei Schädigung ebenfalls zu Schmerzen im Beckenbereich beitragen: Durch die untere Öffnung des Steißbeins wird ein lokales Betäubungsmittel in die Rückenmarksflüssigkeit injizert, die die im Kreuzbein entspringenden Nerven umgibt.

Im Rahmen einer Studie in den USA erhielten GVD-Patientinnen alle Blockaden abwechselnd im Abstand von zwei Wochen über zwei Monate. Die Schmerzen wurden dadurch um etwa die Hälfte reduziert, allerdings konnten die Schmerzen beim Geschlechtsverkehr nicht vermindert werden.

Elektrische Beeinflussung von Nerven (Neuromodulation) im Sakralbereich

Neuromodulation bedeutet „Beeinflussung von Nerven". Dies geschieht in der Regel mittels elektrischer Impulse, die über Elektroden abgegeben werden. Diese Behandlungsform gehört deswegen zu den chirurgischen Methoden, da hierbei dauerhaft Elektroden eingesetzt werden. Es handelt sich in der Regel um sogenannte „minimalinvasive" Verfahren.

Wie Sie wissen, erfolgt der wesentliche Teil der Nervenversorgung der Vulva über den Pudendusnerv, der im Bereich des Kreuzbeins den Wirbelkanal verlässt und durch das Becken mit seinen Ästen zu Enddarm, Damm, Scheide, Vulva, Harnröhre und Kitzler zieht. Wenn man eine Elektrode, eine Art dünnen „Draht", an bestimmten Stellen nahe des/der Nerven so einsetzt, dass über elektrische Impulse Einfluss auf die Nerven des Kreuzbeinbereichs ausgeübt wird, kann man beobachten, dass bei betroffenen Patienten der Schmerz positiv beeinflusst wird. Inzwischen wird in dieser Richtung weiter geforscht, um die Schmerzbekämpfung zu verbessern. Wenn diese Methode infrage kommt, wird die Elektrode zunächst durch die Haut an die gewünschte Stelle platziert und mit Klebeband befestigt. Der Impulsgeber, ein kleines Gerät ähnlich einem Herzschrittmacher, wird zunächst provisorisch befestigt. In den nächsten Tagen wird beobachtet, ob und welche Verbesserungen eintreten. Erst bei auf diese Weise nachgewiesenem Erfolg wird der kleine „Stimulator" unter die Haut eingepflanzt und mit den Elektroden verbunden.

Folgende Zugänge zum Pudendusnerv und den Nerven des Kreuzbeinbereichs sind möglich, wobei die Elektroden auf beiden Seiten gelegt werden:

- Über die untere Öffnung des Steißbeins (hiatus coccygeus) können Elektroden in den sogenannten Epiduralraum bis zur gewünschten Lokalisation geschoben werden. Der Epiduralraum umgibt das Rückenmark und die dort entspringenden Nerven und enthält Rückenmarksflüssigkeit. Durch die Elektroden werden die in diesem Raum verlaufenden Nerven stimuliert.
- Direkter Zugang über den Rücken in Höhe des Kreuzbeins, wobei die Elektroden in die Austrittsöffnungen der Kreuzbeinnerven platziert werden.
- Einführung der Elektroden im unteren Beckenbereich in die Nähe des Darmbeinstachels, wo der Pudendusnerv verläuft.

!

Generell empfiehlt es sich, zusätzlich zu allen Therapien Medikamente einzunehmen, die sich bei der Behandlung chronischer Schmerzen bewährt haben, wie Antidepressiva und Antiepileptika. Diese können neben ihrer schmerzmindernden Wirkung auch dabei helfen, das „Schmerzgedächtnis", das sich infolge des chronischen Schmerzes im zentralen Nervensystem gebildet hat, langsam wieder zu „löschen".

Nachteile sind ein mögliches „Verrutschen" der Elektrode und eine gewisse Infektionsgefahr. Manchmal kann es langwierig sein, bis der „Stimulator" optimal eingestellt ist. Ein anderes Verfahren zur direkten Beeinflussung der Kreuzbeinnerven ist die gepulste Radiofrequenztherapie (PRF), die im nächsten Abschnitt vorgestellt wird.

Gepulste Radiofrequenztherapie (PRF)

Dies ist ebenfalls ein neues Verfahren zur Behandlung von chronischen neuropathischen Schmerzen. Der Therapie geht ein diagnostischer Nervenblock an der Wurzel des dritten Kreuzbeinnervs (S3) voraus (siehe Seite 127), dem Ort, wo die meisten Anteile des Pudendusnervs den Wirbelkanal verlassen.

Bei der PRF wird eine dünne Elektrode unter Röntgenkontrolle in das Loch des dritten Kreuzbeinwirbels an die Nervenwurzel S3 geschoben. Die Gegenelektrode wird in Form einer kleinen Platte im Rückenbereich aufgelegt. Über die S3-Elektrode wird für die Dauer von zwei Minuten ein hochfrequenter Wechselstrom in gepulster Form abgegeben. Gepulst bedeutet, dass der Strom immer wieder kurzzeitig an- und abgeschaltet wird. Das umliegende Gewebe der Nervenwurzel wird dabei durch ultraschnelle Ionenbewegungen auf maximal 42 °C erwärmt, damit es nicht zu Schäden kommt.

Durch diesen kurzen ambulanten Eingriff kann eine Schmerzminderung erzielt werden. Die Wirkungsdauer einer PRF umfasst einige Wochen bis zu 18 Monate. Die Therapie kann beliebig oft wiederholt werden, da der Nerv nicht geschädigt wird. Die Wirkung kann endgültig nach etwa vier Wochen beurteilt werden. Der genaue Wirkungsmechanismus ist noch nicht bekannt; möglicherweise werden die schmerzleitenden Anteile des Nervs gedämpft.

Für die Nervenblockaden, die Neuromodulation und die Radiofrequenztherapie sind keine Untersuchungen an großen Patientengruppen vorhanden, sodass die Erfolgsraten nur geschätzt werden können. Sie liegen um die 50 %.

Neurolyse-Operation

Zeigt sich nach Durchführung der oben beschriebenen Verfahren keine oder nur eine vorübergehende Besserung und besteht weiterhin der Verdacht auf eine Kompression des Nervs, kann als nächster Schritt die operative Befreiung des Nervs (Neurolyse) erfolgen. Dies erfolgt ein- oder beidseitig – meist durch den Gesäßmuskel hindurch. Der Nerv wird in seinem Verlauf verfolgt und mögliche Verwachsungen, insbesondere an den beiden Engstellen, werden gelöst. Der Nerv wird von einengenden Strukturen befreit. Die Operation wird in Vollnarkose durchgeführt und dauert pro Seite etwa 20 bis 30 Minuten. Nach der Operation dauert es einige Monate, bis sich ein Erfolg zeigt, da der Nerv so lange braucht, um sich wieder zu erholen.

!

Bitte beachten Sie! Sind Schmerzen vorhanden, die über das Versorgungsgebiet des Pudendusnervs hinausreichen, z. B. in die Beine, muss man davon ausgehen, dass weitere Nerven, die ihren Ursprung im Kreuzbeinbereich haben, durch Verwachsungen nach operativen Eingriffen oder Unfällen oder durch Druck geschädigt sind.

Hier muss durch einen Spezialisten für die Nerven des kleinen Beckens Klarheit geschaffen werden. Bei dieser sogenannten sakralen Radikulopathie – also Schädigung von im Kreuzbeinbereich entspringenden Nerven – sind die Nervenwurzeln auf dem Kreuzbein so zusammengedrückt, dass dadurch ständige Schmerzen resultieren.

Diese Kompressionen können durch einen mittels Bauchspiegelung (Laparoskopie) durchgeführten Eingriff beseitigt oder gebessert werden.

Selbsthilfe

Selbsthilfe besteht im Wesentlichen darin, schädigende Einflüsse auf den Pudendusnerv zu vermeiden.

Da durch Sitzen der größte Druck über den Sitzbeinhügel auf den Pudendusnerv ausgeübt wird, sollten betroffene Patienten Sitzen soweit als irgend möglich vermeiden. Auch Sit-ups, das Heranziehen der Oberschenkel an den Oberkörper und Motorradfahren sind ungünstig. Tätigkeiten wie Reiten oder Radfahren sollten aufgegeben werden. Allerdings gibt es inzwischen Spezialkonstruktionen von Fahrradsätteln, bei denen ebenfalls jeder Druck auf Vulva und Damm vermieden wird.

Manche Betroffene fertigen sich aus Schaumstoff ein Kissen, das – wie eine Toilettenbrille oder ein „Donut“ – in der Mitte ausgeschnitten ist, damit Sitzbeinhügel, Damm und Genitalien nicht belastet werden. Oft hilft es auch, Schaumstoff unter beide Oberschenkel zu legen, damit Damm- und Sitzbeinbereich frei bleiben und das Gewicht beim Sitzen auf den Oberschenkeln ruht. Spezielle Kissen sind auch im Sanitätshandel erhältlich.

Wer diagnostiziert und therapiert eine Nervenschädigung im Beckenbereich?

Es gibt nur wenige Ärzte in Europa und den USA, die sich auf dieses Krankheitsbild spezialisiert haben. In den deutschsprachigen Ländern gelten die Pudendusneuralgie und die Schädigung anderer Nerven, die im Becken verlaufen, immer noch als seltene Erkrankung und werden daher sehr oft nicht erkannt oder fehldiagnostiziert. Möglicherweise liegt dies daran, dass bei der Pudendusneuralgie der Schmerzcharakter häufig nicht dem Schmerz anderer bekannter Neuralgien wie zum Beispiel der Trigeminusneuralgie entspricht. Bei Letzterer sind die Schmerzen von „hellem“, einschießendem Charakter und treten anfallsweise auf, was auf die Pudendusneuralgie nicht zutrifft. Deshalb wird meist nicht daran gedacht, dass bei generalisierter Vulvodynie eine neurologische Erkrankung zugrunde liegt.

Sehr oft wird – bei beiden Vulvodynieformen – eine psychosomatische Ursache angenommen, was die Betroffenen sehr verunsichert. Wie bereits erwähnt, kann psychotherapeutische Begleitung zur Unterstützung hilfreich sein, mindert aber nicht die Schmerzen. Die Adressen von deutschsprachigen Zentren für Schmerzen im kleinen Becken finden Sie im Anhang.

Chronische Schmerzen müssen von vielen Seiten therapiert werden, da neben dem Körper auch Psyche und Geist leiden. Lesen Sie daher auch das Kapitel über weitere Therapiemöglichkeiten ab Seite 160.

urz zusammengefasst:

Die generalisierte Vulvodynie ist Teilerscheinung einer Schädigung des Beckenhauptnervs, des Pudendusnervs. Weitere Nerven mit Ursprung im Kreuzbeinbereich können beteiligt sein. Neben Vulva und Vagina können Schmerzen auch im Damm und Enddarm bestehen. Ausstrahlung in Beine und Rücken kommt vor. Die Schmerzen bestehen unabhängig von äußeren Einflüssen.

Die Behandlung umfasst neben den Medikamenten gegen chronischen Nervenschmerz zum Beispiel Nervenblockaden und andere Eingriffe am Pudendusnerv. Selbsthilfemaßnahmen und weitere Therapien können zusätzlich helfen. Bei Schädigung mehrerer Nerven kann dagegen die Beseitigung möglicher Ursachen – nach entsprechender Diagnose – mittels Spiegelung des Nervengeflechts im Kreuzbein erfolgen.

Kapitel 5
Übersicht über beide Vulvodynieformen

Zur Übersicht sind hier nochmals die wesentlichen Fakten beider Vulvodynieformen einander gegenübergestellt – schematischer Vergleich zwischen provozierter Vestibulodynie (PVD) und generalisierter Vulvodynie (GVD).

	Provozierte Vestibulodynie	Generalisierte Vulvodynie
Symptome	Schmerzen bei Berührung (z.B. enge Slips/Hosen, Einführen von Tampons, Eindringen des Penis)	Schmerzen unabhängig von Berührung, häufig Verschlechterung im Sitzen, Besserung im Stehen
Lokalisation	Vestibulum, zusätzlich Harnröhrenöffnung möglich	Vulva; zusätzlich Vagina, Damm, Enddarm möglich
Ausstrahlung	keine	Leiste, Unterbauch, Rücken
Diagnose	Ausschluss anderer Erkrankungen (gynäkologisch, urologisch, dermatologisch, gastroenterologisch), Q-Tip-Test	Ausschluss wie bei PVD, elektrophysiologische Messung, Untersuchung durch Scheide/After, Lokalanästhetikum-Injektion nahe des Pudendusnervs
Therapie	Medikamente zur Therapie chronischer Schmerzen lokal und zur Einnahme	Medikamente zur Therapie chronischer Schmerzen, Nervenblockaden, PRF, Neuromodulation
	chirurgische Ausschneidung (Vestibulektomie)	Freilegung des Pudendusnervs (Neurolyse), Bauchspiegelung (Laparaskopie)
	(Botulinumtoxin-Injektionen)	(Botulinumtoxin-Injektionen)
	Therapie des Beckenbodens	Therapie des Beckenbodens
Ergänzend	alternative und zusätzliche Verfahren	alternative und zusätzliche Verfahren

Welchen Verlauf kann die Vulvodynie nehmen?

Provozierte Vestibulodynie (PVD)

Provozierte Vestibulodynie kann von vornherein auf einem milden Niveau verlaufen, kann für bestimmte Zeiten – manchmal auch für immer – „verschwinden" und wieder auftauchen oder ständig vorhanden sein mit zwischenzeitlich stärkeren Symptomen. Der Verlauf lässt sich nicht vorhersagen.

Generalisierte Vulvodynie (GVD)

Generalisierte Vulvodynie kann ganz allmählich auftreten und langsam schlimmer werden, sie kann auch sofort mit voller Stärke einsetzen. Diese Form der Vulvodynie nimmt ohne Therapie meist einen unaufhaltsamen Verlauf hin zu immer schlimmeren Symptomen.

Hilfreich ist in jedem Fall – auch während des Therapieverlaufs – das Führen eines Schmerztagebuches. So können Sie und Ihr behandelnder Arzt jederzeit nachvollziehen, welche Reaktionen mit bestimmten Therapien oder anderen Einflüssen zusammenhängen.

! Es ist möglich, an beiden Vulvodyniearten zu leiden, also sowohl an provozierter Vestibulodynie als auch an generalisierter Vulvodynie, dann sind beide Schmerzarten vorhanden.

Vulvodynie und andere Erkrankungen

Viele Vulvodynie-Patientinnen und auch Ärzte haben den Eindruck, dass Vulvodynie mehr als eine Erkrankung der Vulva ist. Vulvodynie erscheint oft als eine Krankheit mit vielen Gesichtern, die die ganze Person in Mitleidenschaft zieht. Es gibt einige Erkrankungen, wie interstitielle Zystitis, Reizdarmsyndrom, Fibromyalgie oder chronisches Müdigkeitssyndrom, die so häufig gleichzeitig mit Vulvodynie auftreten, dass man nicht von Zufall sprechen kann. Die Verbindung all dieser Erkrankungen untereinander ist noch unklar.

Eine Studie der Schmerzklinik der Universität Würzburg konnte bereits interessante Ergebnisse zeigen, die auf Störungen z. B. im Immunsystem und anderen Systemen hinweisen und möglicherweise der „gemeinsame Nenner" all dieser Erkrankungen sind. Mehr zu diesen möglichen Begleiterkrankungen finden Sie ab Seite 173.

Diagnose Vulvodynie – und was nun?

Wenn bei Ihnen die Diagnose „Vulvodynie" gestellt wurde, werden Sie von vielen Gefühlen „durcheinandergerüttelt". Sie finden sich in einer Situation wieder, in der Sie sich darauf einstellen müssen, eine chronische Erkrankung zu haben und damit zu leben. Diese Erkrankung bedroht nicht Ihr Leben, aber sie betrifft viele Bereiche Ihres Lebens! Auch für Ihre Partnerschaft kann das Leben mit Vulvodynie eine Belastung darstellen, zumindest ist es nicht mehr möglich, auf „gewohnten Gleisen" weiterzufahren.

Deshalb: Seien Sie gut zu sich selbst, geben Sie sich Zeit! Es ist harte Arbeit, andere Sichtweisen zu gewinnen, neue Prioritäten zu setzen, neue Wege beim Reisen, bei Arbeit, Freizeit und Sex zu beschreiten. Es braucht Zeit, um sich an die tägliche Einnahme von Medikamenten, die täglichen Übungen – wie zum Beispiel Biofeedbacktraining – und die ständige Aufmerksamkeit zur Vermeidung schädlicher Bewegungen oder Tätigkeiten zu gewöhnen. Sie müssen lernen, dies als unbequeme aber notwendige Realität zu akzeptieren. Besserung – oder sogar Heilung – braucht Zeit!

Viele Vulvodynie-Betroffene berichten aber, dass sie nach der anfänglichen Wut und den Verlustgefühlen zu mehr Verinnerlichung und geistiger Weiterentwicklung gefunden haben. Es kann für Sie eine Zeit sein, in der neue Freundschaften entstehen und Sie sich selbst neu entdecken. In Ihrer Partnerschaft kann sich eine ganz neue Nähe entwickeln, wenn Sie sich gemeinsam der Situation stellen.

Um ein altes Sprichwort umzudrehen, könnte man es so sehen: Dornen können manchmal auch Rosen haben.

Kurz zusammengefasst:

Beide Vulvodynieformen unterscheiden sich in den Symptomen sowie in Verlauf, Diagnose und Therapie. Wichtig ist in beiden Fällen die Auseinandersetzung damit, an einer chronischen Schmerzkrankheit zu leiden.
Die Mehrzahl aller Frauen, die unter Vulvodynie leiden, hat auch Verspannungen im Bereich der Beckenbodenmuskulaur, was die Symptome erheblich verschlimmern kann. Deswegen erfahren Sie im nächsten Kapitel alles Wissenswerte zum Thema Beckenboden.

Kapitel 6
Vulvodynie und Beckenbodenmuskulatur

Die Beckenbodenmuskulatur gehört nicht zur Vulva, aber sie liegt direkt darunter, und es kommt sehr häufig vor, dass die Beckenbodenmuskulatur bei beiden Vulvodynieformen sehr verspannt ist. Es ist nicht eindeutig, ob diese Verspannung eine Folge der Nervenschädigung oder deren Ursache ist. Auf jeden Fall können solche Verspannungen im Beckenbodenbereich die Symptome weiter verschlimmern.

Insbesondere bei der Therapie der provozierten Vestibulodynie können mit einem Biofeedbacktraining zur Entspannung der Beckenbodenmuskulatur Besserungen erreicht werden. Deshalb sollten Sie genau über die Zusammenhänge zwischen Beckenboden und den mit diesem zusammenhängenden Organen Bescheid wissen.

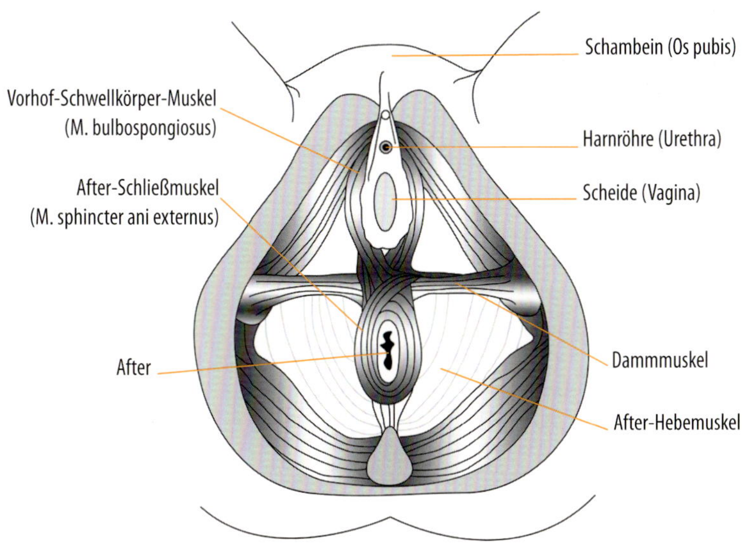

Der weibliche Beckenboden und die damit zusammenhängenden Organe

Was versteht man unter Beckenbodenmuskulatur und wie funktioniert sie?

Das knöcherne Becken bildet einen Ring, der nach unten offen ist. Die Muskeln des Beckenbodens, eine große und komplexe Muskelgruppe, verschließen diese Öffnung, indem sie wie eine Art Hängematte an den Beckenknochen verankert sind. Auf dieser Hängematte liegen alle Beckenorgane, also Blase, Gebärmutter und Enddarm, und werden durch die Muskeln gestützt, damit sie in ihrer normalen Lage bleiben. Es ist also eine ganz bestimmte Muskelspannung notwendig, um diese Funktion gewährleisten zu können. Jedes Ungleichgewicht hat Konsequenzen:

Zu schlaffe Beckenbodenmuskulatur

Ist die Hängematte nicht mehr straff gespannt, sondern „hängt zu sehr durch“, dann sinken auch die auf dem Beckenboden ruhenden Organe nach unten. Bei der Blase macht sich das in Form der sogenannten Stressinkontinenz bemerkbar, bei der es infolge eines erhöhten Druckes im Bauchraum zum Beispiel beim Husten, Niesen, Pressen oder Lachen zum unfreiwilligen Abgang von Urin kommt. Manchmal kommt es zum „Absacken“ der Blase in Richtung Scheide, was man bei der gynäkologischen Untersuchung der vorderen Scheidenwand als Ausbuchtung sehen kann. Das kann zum Abknicken der Harnröhre führen – ähnlich wie bei einem Gartenschlauch –, wodurch wiederum Infektionen begünstigt werden, weil der Harnstrahl abgeschwächt ist und Urin in der Blase verbleibt.

Auch der Enddarm kann sich in die hintere Scheidenwand „ausbuchten“, was entweder keine Symptome macht oder zu Verstopfung führen kann, wenn sich Stuhl in der Ausbuchtung sammelt. Selbst die Gebärmutter kann nach unten absacken, sodass sie an oder sogar vor dem Scheideneingang liegt. Um all dem vorzubeugen ist es wichtig, die Beckenbodenmuskulatur gezielt zu stärken (Beckenbodentraining siehe Seite 146).

Zu straffe oder fehlfunktionierende Beckenbodenmuskeln

Die Muskeln des Beckenbodens haben sehr wichtige Aufgaben sowohl beim Verschluss von Blase und Enddarm als auch bei der Sexualität. Für die Blase bedeutet das, dass der sogenannte „äußere Blasenschließmuskel“, der aus schlingenförmigen Muskeln des Beckenboden besteht und willentlich gesteuert werden kann, in der Lage ist, den Austritt von Urin durch die Harnröhre zu verhindern. Beim Wasserlassen muss er sich aber entspannen, wogegen die Blasenmuskulatur sich gleichzeitig zusammenzieht. Dasselbe passiert analog beim Stuhlgang. Die Nervenversorgung dieses äußeren Blasenschließmuskels und des Afterschließmuskels erfolgt durch den Pudendusnerv. Auch die anderen Muskeln des Beckenbodens werden vom Pudendusnerv aktiviert. Wenn Sie sich nun vorstellen, dass Sie bestimmte Teile des Beckenbodens entspannen, während Sie andere anspannen, zum Beispiel um Abgang von Stuhl während des

Wasserlassen zu vermeiden, bekommen Sie eine Vorstellung von der Komplexität dieser Muskelgruppe. Auch beim Sex kommt es zu An- und Entspannungen der Muskeln, um einerseits zwar „loszulassen", andererseits aber Urin- oder Stuhlabgang zu vermeiden. Solche komplizierten Vorgänge sind störanfällig und es treten verschiedene Fehlfunktionen auf, wenn diese Mechanismen nicht mehr koordiniert ablaufen.

Schmerzen im Becken

Eine Verkrampfung der Beckenbodenmuskeln führt, wie bei jeder anderen Muskelgruppe auch, zu Schmerzen. Die Beschwerden werden als Drücken, Kneifen, Ziehen, manchmal auch als Brennen empfunden. Tief sitzender Rückenschmerz kann dazukommen, da einige der Beckenmuskeln in dieser Region ansetzen. Der Schmerz bei Vulvodynie entsteht auch dadurch, das etliche Muskeln im hinteren Teil des Vestibulums – zum Damm hin – zusammentreffen. Sind diese Muskeln zu straff und verhärtet, reduzieren sich Blutfluss und Sauerstoffversorgung und es entstehen vermehrt Substanzen wie Milchsäure. Dadurch können die brennenden Schmerzen und das Wundgefühl hervorgerufen werden.

Was ist PFD?

PFD, der in der medizinischen Literatur gebräuchliche Name, bedeutet „pelvic floor dysfunction", also Fehlfunktion des Beckenbodens. PFD umfasst eine Reihe von beschreibenden Diagnosen wie Proctalgia fugax (flüchtiger Schmerz im Enddarm), Levator-ani-Syndrom (Zusammenfassung aller Symptome, die durch den Levator-ani-Muskel hervorgerufen werden) oder Vaginismus (Verkrampfung der Scheidenmuskulatur). All diese Zustände können zum Teil auf Fehlfunktionen der verschiedenen Muskeln des Beckenbodens zurückgeführt werden. Bei Vulvodynie scheint die vermehrte Muskelspannung vor allem in der mehr oberflächlich gelegenen Muskelschicht vorhanden zu sein. Die Muskelkraft des Beckenbodens insgesamt ist jedoch verringert.

Abgeschwächter Harnstrahl

Bei manchen Patienten kämpfen die Muskeln des Beckenbodens gegeneinander, statt gemeinsam zu agieren. Die Blase versucht, Urin herauszudrücken, während der Verschlussmuskel dagegen arbeitet. Diese Patienten berichten, dass oft eine gewisse Zeit vergeht, bevor das Wasserlassen in Gang kommt, dass der Urinfluss mittendrin stoppt und dann wieder beginnt oder dass sie das Gefühl haben, die Blase nicht vollständig entleeren zu können. Manchmal wird das Zusammenziehen der Blase dadurch sogar vollständig verhindert und es muss ein Katheter in die Blase eingeführt werden, damit der Urin abfließen kann.

Verstopfung und Reizdarmsyndrom

Genauso wie die Beckenbodenmuskeln die Urinpassage verhindern können, ist dies auch beim Stuhlgang der Fall. Verstopfung ist ein sehr häufiges Problem bei Patienten mit PFD. Auch das Reizdarmsyndrom, das neben Schmerzen im Allgemeinen vom Wechsel zwischen Durchfall und Verstopfung gekennzeichnet ist, tritt häufig auf.

Schmerzen beim Geschlechtsverkehr

Wie erwähnt erfordern die Vorgänge beim Geschlechtsverkehr ein höchst diffiziles Wechselspiel der Muskeln zwischen An- und Entspannung. Beim Verkehr übt der Penis Druck auf den Beckenboden der Frau aus. Man kann sich gut vorstellen, wie Schmerz bei bereits bestehenden Verspannungen dadurch entstehen oder schlimmer werden kann. Die häufige Klage, dass nicht der Geschlechtsverkehr schmerzhaft war, sondern die Schmerzen einige Stunden bis zu einem Tag später („the day after“) auftreten, kann – neben der Schädigung des Pudendusnervs – zusätzlich hiermit zusammenhängen.

Häufiges Wasserlassen und Harndrang

Verkrampfungen der Beckenbodenmuskeln führen oft zu Harndrang, aber selten zu unwillkürlichem Urinverlust. Manchmal kann die Behandlung des Beckenbodens die Symptome Harndrang und häufiges Wasserlassen erheblich vermindern.

Der Teufelskreis zwischen Blase und Beckenboden

Wenn Sie sehr häufig Wasser lassen müssen und das Gefühl haben, dass Sie Ihre Blase nicht richtig entleeren können, werden Sie logischerweise versuchen, den Urin „herauszupressen“. Sie hoffen, dass Sie nach vollständiger Blasenentleerung dann vielleicht nicht mehr so häufig die Toilette aufsuchen müssen. Unglücklicherweise lässt sich die Blase auf diese Weise meist nicht komplett entleeren und die Probleme werden noch schlimmer: Drücken und Pressen führen zu noch stärkerer Anspannung der Beckenbodenmuskeln, was wiederum die Symptome verstärkt und Sie veranlasst, beim Wasserlassen noch mehr zu pressen. Die Schmerzen im Becken nehmen zu, Rückenschmerzen treten auf und der Harnstrahl wird noch schwächer.

Was ist die Ursache für die Fehlfunktion des Beckenbodens?

In vielen Fällen bleibt dies unklar. Manche erwachsenen Patienten berichten, dass sie bereits in der Kindheit Probleme mit häufigem Wasserlassen oder Verstopfung hatten. Bei manchen Patienten ging der PFD eine Harnwegsinfektion voraus. Die Infektion wurde behandelt und die Schmerzen beim Wasserlassen verschwanden. Aber die Beschwerden im Becken, das Ziehen und Drücken, und der Harndrang oder das häufige Wasserlassen blieben bestehen.

Verkrampfungen der Beckenbodenmuskeln können zusammen mit jedem entzündlichen Vorgang im Becken auftreten, seien es chronische Blasenentzündungen, Schmerzen an der Vulva oder Darmprobleme. Auch Fehlstellungen und/oder Fehlfunktionen im Bereich von Schambein, Steißbein und sogar der Hüftgelenke können vor allem auf die mehr oberflächlich gelegene Partie der Beckenbodenmuskulatur Einfluss nehmen.

Wie bekommen Sie die Fehlfunktion des Beckenbodens in den Griff?

Das können Sie in zwei Schritten erreichen, indem Sie zunächst mögliche Ursachen beseitigen und dann lernen, den Beckenboden aktiv zu entspannen.

Schritt 1: Beseitigen Sie alle möglichen Ursachen!

Infektionen: Therapieren Sie zusammen mit Ihrem Arzt alle Infektionen der Harnwege, Vulva und Scheide.

Fehlstellungen: Fehlfunktionen im Bereich von Schambein, Steißbein und Hüftgelenken müssen behandelt werden.

Stress: Psychischer Stress kann ganz eindeutig die Symptome einer Vulvodynie negativ beeinflussen, was unter anderem auch durch eine erhöhte Spannung der Beckenbodenmuskulatur geschehen kann. Wie beim Spannungskopfschmerz, bei dem die unbewusste Anspannung verschiedener Muskelgruppen im Nacken- oder Kieferbereich zu einer Drosselung der Durchblutung und zur Verstärkung der Kopfschmerzen führt, kann genau dies auch im Bereich des Beckenbodens passieren. Unter Stress ist es den meisten Vulvodynie-Patientinnen gar nicht bewusst, dass sie die Muskeln ihres Beckenbodens anspannen. Stressmanagement ist hier notwendig und hilfreich.

Andere medizinische Probleme: Alle entzündlichen Prozesse im Becken, aber auch bösartige Erkrankungen der Beckenorgane, selbst geringfügige gynäkologische Eingriffe wie Entnahme einer Gewebeprobe aus der Scheide können die Beckenbodenanspannung verstärken. Wer daran leidet, sollte entsprechende Vorkehrungen treffen.

Vulvodynie: Bei Vulvodynie, insbesondere bei provozierter Vestibulodynie, sollten zusätzlich zur eigentlichen Therapie die Beckenbodenmuskeln unbedingt mit behandelt werden.

Geschlechtsverkehr: Aktivitäten beim Geschlechtsverkehr können die Symptome zum Aufflammen bringen. Bei Frauen mit generalisierter Vulvodynie geschieht dies durch die Reizung des Pudendusnervs, zusätzlich aber möglicherweise auch infolge der intensiven Muskelanspannungen bei einem ohnehin bereits verkrampften Beckenboden.

Wenn eine Frau sowieso Beschwerden beim Verkehr hat, ist es eine normale Reaktion, während des Eindringens des Penis die Muskulatur reflexartig in einer Art Abwehrmechanismus anzuspannen. Trifft der Penis auf die verkrampfte Muskulatur, entstehen Schmerzen. Das kann sich so weit aufschaukeln, bis Verkehr gar nicht mehr möglich ist. Lernen Sie daher, Ihren Beckenboden zu entspannen!

Fitnessübungen: Nicht alle Fitnessübungen sind sinnvoll. Manche Übungen, die anscheinend überhaupt nichts mit Ihrem Beckenboden zu tun haben, können zu weiteren Verkrampfungen führen. Typisches Beispiel hierfür sind Sit-ups oder Bankdrücken, generell alle Übungen, bei denen Sie durch Anspannung der Bauchmuskulatur Druck auf den Bauch ausüben. Der Beckenboden stabilisiert die Bauchpresse und spannt sich automatisch an. Vermeiden Sie daher alle derartigen Übungen!

Scheidenkrämpfe – gibt es das?

Wenn berichtet wird, dass sich während des Geschlechtsverkehrs die Scheidenmuskulatur der Frau so verkrampfen könne, dass ärztliche Behandlung für die Trennung der Partner erforderlich sei, gehört dies ins Reich der Märchen.

Beim Verkrampfen der Scheide, dem sogenannten Vaginismus ist es so, dass sich die Muskulatur um den Scheideneingang anspannt, sobald etwas in die Scheide eingeführt werden soll – sei es ein Tampon, der Penis oder ein Untersuchungsspatel beim Frauenarzt. Es gibt den primären Vaginismus, der von Anfang an vorhanden ist, und den sekundären, wenn sich der Vaginismus erst in späteren Jahren entwickelt. Die Ursachen sind nicht bekannt. Am meisten Erfolg verspricht derzeit die Übung mit Dilatoren, zu deutsch „Erweiterer“. Diese haben Ähnlichkeit mit Vibratoren, dienen aber dazu, nach und nach zu versuchen, die Scheide an das Eindringen zu gewöhnen, zu „erweitern“ und zu lernen, die Beckenbodenmuskulatur bewusst zu entspannen.
Vaginismus ist im Allgemeinen nicht mit Schmerzen verbunden. Wenn jedoch Schmerzen im Bereich des Scheideneingangs bestehen, sollte immer daran gedacht werden, dass eine provozierte Vestibulodynie dahinter stecken kann.
Eine mögliche Behandlung von Vaginismus – wie von provozierter Vestibulodynie – könnte die Injektion von Botulinum-Toxin sein (siehe Seite 147). Studien stehen aber noch aus. Wie bei Vulvodynie zeigen neue Untersuchungen auch beim Vaginismus, dass es nicht eine – psychisch bedingte – sexuelle Störung ist, die den Vaginismus auslöst, sondern dass umgekehrt der Vaginismus zu Störungen des Sexuallebens führt.

Schritt 2: Lernen Sie, Ihren Beckenboden zu entspannen!

Erfahren Sie, wo Ihre Beckenbodenmuskeln lokalisiert sind. Wenn man Muskeln gezielt entspannen möchte, muss man als Erstes ihre genaue Lokalisation kennen. Stoppen Sie beim nächsten Wasserlassen den Urinfluss, starten Sie ihn wieder und wiederholen Sie dies einige Male.

!

Diese Prozedur dient nur dem einmaligen „Aufspüren“ Ihrer Beckenbodenmuskeln, ansonsten sollten Sie dies nicht tun, da die Symptome sich verschlechtern können!

Sobald Sie wissen, wie sich diese An- und Entspannung „anfühlt“, können Sie beginnen zu üben. Versuchen Sie, die Scheide „in sich hinein“ zu ziehen und wieder loszulassen. Sie können diese Übungen ganz ohne Hilfsmittel durchführen, es gibt aber auch sogenannte Biofeedback-Geräte, die Ihnen dabei helfen können. Ursprünglich waren diese für das Training einer zu schlaffen Beckenbodenmuskulatur gedacht, aber sie funktionieren genauso gut „umgekehrt“: Sie führen dabei ein tamponähnliches Gerät in die Scheide ein und versuchen, mit Ihren Scheidenmuskeln Druck auf das Gerät auszuüben, es zusammenzupressen. Je nach Druckstärke erscheinen optische oder akustische Signale. Wenn Sie die Muskeln wieder entspannen, müssen die Signale verschwinden. Es wird empfohlen, zweimal täglich für 20 Minuten zu trainieren. Der Erfolg sollte nach einigen Monaten eintreten.

Pressen Sie nicht beim Wasserlassen. Die meisten Frauen mit verspannter Beckenbodenmuskulatur pressen beim Wasserlassen und sind sich dessen nicht bewusst! Dadurch setzen Sie den weiter oben beschriebenen „Teufelskreis“ in Gang.

Vermeiden Sie Verstopfung. Verstopfung ist ein ganz häufiges Problem bei Beckenbodenverspannung, das die Symptome weiter verschlimmern kann. Unglücklicherweise sind die Nerven des Beckenbodens so verkoppelt, dass eine Ausweitung des Enddarms – wie bei Verstopfung – zu einer verstärkten Anspannung des Beckenbodens führt. Versuchen Sie, mit einer ballaststoffreichen Kost das Problem zu vermindern. Stuhl-„Weichmacher“ wie Metamucil sind hilfreich oder Präparate aus Flohsamen.

Wenn Verstopfung als Teil einer chronischen Darmerkrankung wie beim Reizdarmsyndrom auftritt, sollten Sie einen Gastroenterologen aufsuchen, der sich darauf spezialisiert hat.

Beckenbodentraining: Ganz einfach zwischendurch!

Beckenbodentraining beruht auf der willkürlichen Anspannung und Entspannung des Beckenbodens. Wenn Sie während des Wasserlassens den Urinfluss stoppen, dann betätigen Sie einen Muskel des Beckenbodens, nämlich den äußeren Schließmuskel der Blase.

Probieren Sie nun auch ohne Wasserlassen diesen Stopp aus, fühlen Sie, wie sich gleichzeitig die Muskulatur der Scheide „nach innen“ zieht und halten Sie diese Spannung für 10 Sekunden. Danach entspannen Sie wieder. Wiederholen Sie das Ganze 10-mal, und zwar zweimal täglich. Steigern Sie allmählich, bis Sie auf zweimal täglich 10 Minuten kommen.

Dieses Training beugt einem Absinken aller Beckenorgane vor, die auf dem Beckenboden ruhen. Mit dieser einfachen Übung, die Sie immer und überall unbemerkt und ohne Hilfsmittel durchführen können, beugen Sie einer Gebärmuttersenkung, einer Enddarmsenkung und einer Blasensenkung vor. All diese Senkungen können zu erheblichen Beschwerden führen, die im fortgeschrittenen Stadium meist operiert werden müssen. Bei der Blase macht sich eine solche Senkung vor allem als sogenannte Stressinkontinenz bemerkbar, was nichts mit Stress zu tun hat, sondern unwillkürlichen Urinverlust beim Husten, Pressen oder Niesen bedeutet.

Warme Sitz- und Vollbäder

Nehmen Sie oft warme Sitz- oder Vollbäder. Diese altbewährte Methode ist bei Verkrampfungen der Beckenbodenmuskeln ebenso hilfreich wie bei Verspannungen anderer Muskeln des Körpers. Bleiben Sie 15 Minuten liegen. Zu Beginn der Behandlung sollten Sie dies zweimal täglich tun. Nehmen Sie sich diese Zeit, sie ist es wert! Sollten Sie über keine Badewanne verfügen, legen Sie sich ein „Wärme-Pack“ auf den Damm, ein weiteres auf den Unterbauch. Vermeiden Sie aber Whirlpools mit Jet-Düsen: Anstelle einer Entspannung der so „bestrahlten“ Muskeln erreichen Sie meist das Gegenteil!

Muskelentspannende Medikamente

Muskelentspannende Medikamente (Muskelrelaxanzien) können helfen. Diese Medikamente sind bei der Behandlung der PFD sehr gebräuchlich. Ihr Nachteil ist, dass sie müde machen können. Wenn jedoch ein sogenanntes Muskelrelaxans dreimal täglich in der geringst möglichen Dosierung gegeben wird, lässt sich dieser Effekt vermindern. Auch ein Zäpfchen, das Diazepam (als Valium bekannt) enthält, kann abends in die Scheide eingeführt werden; das ist auch in Tablettenform möglich, da der Wirkstoff auch in dieser Form über die Scheide aufgenommen wird. Ein Nachteil ist, dass

Muskelrelaxanzien, die zur Gruppe der Beruhigungsmittel gehören, abhängig machen können. Bei der geringst möglichen Dosierung muss dies nicht eintreten, dennoch sollten Sie ein Muskelrelaxans nur in der Anfangsphase der Therapie anwenden und dann das Hauptgewicht der Therapie auf die vorher genannten Maßnahmen verlagern (siehe auch ab Seite 143).

Botulinum-Toxin, besser bekannt als Botox, ist ein Nervengift, das zur Lähmung der Muskulatur führt. In neuerer Zeit findet es vielfache Anwendung, so zum Beispiel zur „Faltenglättung" im Gesichtsbereich. Inzwischen wird auch versucht, mittels Botox gezielte Bereiche der Beckenbodenmuskulatur zu behandeln, wenn erhebliche Verkrampfungen vorliegen. Bei provozierter Vestibulodynie gibt es einzelne Berichte über positive Ergebnisse, wenn Botox in die Muskulatur des Dammes nahe der Fourchette injiziert wurde. Größere Studien stehen aber noch aus.

Was Sie von der Beckenboden-Therapie erwarten können

Je früher Sie nach dem Einsetzen der Symptome mit den Behandlungen beginnen, umso schneller wird ein Erfolg zu erzielen sein. Wenn Sie seit Jahren Beschwerden haben, wird es länger dauern. Im Allgemeinen sollten Sie aber nach vier bis sechs Wochen konsequenter Behandlung eine Besserung spüren. Diese ersten Wochen können manchmal hart sein, weil sie durch „Hochs" und „Tiefs" gekennzeichnet sind. Nach dieser Zeit können Sie im Allgemeinen die Dosierung der Muskelrelaxanzien verringern oder sie ganz absetzen und die Frequenz der Sitzbäder und der Massagen verringern. Auch wenn Sie eine deutliche Besserung erzielt haben, können die Symptome unter bestimmten Umständen wieder aufflammen, zum Beispiel bei einem Schmerz-„Anfall" nach dem Geschlechtsverkehr, einem Harnwegsinfekt oder Stress zuhause oder im Beruf. Beginnen Sie dann sofort mit den Therapiemaßnahmen, damit es Ihnen bald wieder besser geht! Sollten Sie nach vier bis sechs Wochen keinerlei Besserung spüren, stehen vermutlich andere Ursachen im Vordergrund, die es aufzuspüren und zu behandeln gilt.

Physikalische Therapie

Die Muskeln des Beckenbodens sind oft gespannt wie die Saite eines Geigenbogens. Man kann dies durch die Scheide oder den Enddarm hindurch gut tasten. Eine physikalische Technik, die bei der Verringerung dieser Spannungszustände angewandt wird, ist die sogenannte „myofasziale Lösungsbehandlung", bei der der Therapeut die Muskeln massiert und dehnt. Dies erfolgt bei Frauen meist durch die Scheide. Dieser Lösungsprozess braucht Zeit, sodass in den ersten Wochen mehrere Behandlungen pro Woche notwendig sind. Manchmal verschlechtern sich die Symptome anfangs, vermutlich aufgrund der ungewohnten Therapie, die vorübergehend zu einer Muskelverhärtung führen kann. Während dieser Phase kann die Anwendung eines Diazepamzäpfchens (siehe oben) vor der Therapie sinnvoll sein und die durch die Scheide erfolgende Therapie manchmal erst möglich machen.

Kurz zusammengefasst:

Bei beiden Vulvodynieformen spielt sehr häufig eine Fehlfunktion der Beckenbodenmuskulatur eine erhebliche Rolle. Biofeedbacktraining und andere Verfahren zur Entspannung des Beckenbodens sind daher in den meisten Fällen therapeutisch hilfreich.

Kapitel 7
Vulvodynie und Hormone

Viele Vulvodynie-Patientinnen – insbesondere diejenigen mit provozierter Vestibulodynie – bemerken Zusammenhänge zwischen den Symptomen ihrer Vulvodynie und ihrem hormonellen Status. Ein Muster, das für alle betroffenen Frauen gilt, gibt es dabei aber nicht. Leider gibt es noch erstaunlich wenig Untersuchungen oder Studien zu diesem interessanten Thema, das jede Vulvodynie-Patientin betrifft.

Zyklus

Als Zyklus wird die Zeit zwischen zwei Regelblutungen bezeichnet. Der erste Zyklustag ist definitionsgemäß der erste Tag der Regelblutung, der letzte Zyklustag der Tag vor dem Einsetzen der nächsten Menstruation.

Während der Menstruation sind die Hormonspiegel am niedrigsten, danach steigt vor allem der Östrogenspiegel stark an bis zu einem Gipfel in der Mitte des Zyklus. In der zweiten Zyklushälfte steigt das Gelbkörperhormon an. Einen Gipfel haben beide Hormone dann etwa in der Mitte der zweiten Zyklushälfte. Danach fallen die Hormonspiegel bis zum Beginn der Menstruation ab.

Es gibt Frauen, die eine Verstärkung von Schwellungen, Druck, Schmerz und Harndrang um die Zeit verspüren, wenn der Östrogenspiegel am höchsten ist, also etwa in der Zyklusmitte. Das soll daran liegen, dass Östrogene die im Vulvagewebe befindlichen Mastzellen zur vermehrten Ausschüttung von Entzündungssubstanzen anregen. Andere Vulvodynie-Patientinnen fühlen sich wiederum besonders wohl, wenn ihr Östrogenspiegel am höchsten ist. Sie haben weniger Probleme beim Sex und fühlen sich voller Energie. Möglicherweise kommt dieser Effekt durch den Aufbau der Haut im Vulva- und Vaginalbereich zustande, der durch Östrogene gefördert wird, und durch den Mangel an Gelbkörperhormon in dieser Phase.

Manche Frauen fühlen sich während der Menstruationsphase am besten, wenn die Hormonspiegel tief sind. Andere Patientinnen empfinden jedoch stärkere Schmerzen während der Regelblutung und nahezu alle Betroffenen klagen über eine Zunahme der Symptome einige Tage vor der Regelblutung. Dieser Effekt wird, ähnlich wie beim sogenannten prämenstruellen Syndrom, auf das Ansteigen des Gelbkörperhormonspiegels

(Gestagen) in der zweiten Zyklushälfte zurückgeführt. Man kann also davon ausgehen, dass Vulvodynie-Patientinnen auf hormonelle Schwankungen reagieren, aber in individuell unterschiedlicher Weise.

Verhütung

Orale Kontrazeptiva: Die Rolle der „Pille"

Inzwischen gilt als gesichert, dass Frauen, die orale Kontrazeptiva („die Pille") zur Verhütung einnehmen oder zu einem früheren Zeitpunkt eingenommen haben, ein höheres Risiko für die Entwicklung einer provozierten Vestibulodynie haben. Wer bereits im Alter von unter 16 Jahren „die Pille" einnimmt oder mit der Einnahme begonnen hat, hat ein zehnfach höheres Erkrankungsrisiko. Pille ist aber nicht gleich Pille: Es gibt unterschiedliche Arten, von denen die meisten ein synthetisches Östrogen enthalten sowie ein Gelbkörperhormon (Progesteron). Während es sich beim Östrogenanteil immer um das Ethinylestradiol (EE) in unterschiedlich hoher Dosierung handelt, gibt es beim Progesteronanteil Unterschiede. Letzteres kann mehr oder weniger ausgeprägte Wirkungen auf das auch im weiblichen Körper produzierte und notwenige männliche Hormon haben. Männliche Hormone (Androgene; am bekanntesten ist das Testosteron) sind notwenig für die Funktion beispielsweise der kleinen Drüsen, deren Ausgänge im Vestibulum münden. Diese Drüsen produzieren Schleim, der während des Geschlechtsverkehrs und bei sexueller Erregung das „Feuchtseins" bewirkt.

Folgende Fakten sind bekannt:

- Nicht alle Frauen, die orale Kontrazeptiva einnehmen, entwickeln Vulvodynie; aber einige Frauen entwickeln Vulvodynie aufgrund der Einnahme der Pille.
- Frauen mit einer bestimmten genetischen Veranlagung entwickeln eher eine Vestibulodynie: Es handelt sich dabei um Veränderungen der sogenannten Androgenrezeptoren, also Andockstellen für männliche Hormone. Bei diesen Frauen sind männliche Hormone weniger wirksam.
- Orale Kontrazeptiva, die ein Progesteron mit antiandrogener Wirkung – also einer gegen männliche Hormone gerichteten Wirkung – enthalten, bergen daher ein größeres Risiko als „Pillen" mit weniger „anti-männlichen" Hormoneigenschaften.
- Orale Kontrazeptiva mit einem niedrigen Gehalt an Ethinylestradiol (EE) beinhalten für Frauen ein höheres Risiko, eine Vulvodynie zu entwickeln, als „Pillen" mit höherem EE-Gehalt. Auch das hängt mit hormonellen Veränderungen zusammen, die letztlich zu einer verringerten Wirkung männlicher Hormone führen.

Ein erniedrigter Spiegel an dem männlichem Hormon Testosteron, der durch Einnahme bestimmter oraler Kontrazeptiva – in Verbindung mit genetischen Risikofaktoren – bedingt wird, scheint also die Entwicklung einer provozierten Vestibulodynie zu begünstigen.

Können Frauen, bei denen die Einnahme einer solchen „Pille" der auslösende Faktor war, beschwerdefrei werden, indem sie mit der Einnahme aufhören? Leider Nein: Die Hormonspiegel insbesondere des SHBG (sexualhormonbindendes Globulin) kehren oft nicht zum ursprünglichen Wert zurück, und das männliche Hormon bleibt erniedrigt.

Betroffene dürfen also dauerhaft, sprich für immer, „die Pille" nicht mehr einnehmen und eine Creme aus örtlich wirksamem Östrogen und Testosteron muss regelmäßig im Bereich des Vestibulums aufgetragen werden. Achtung: Es kann drei bis sechs Monate dauern, bis eine deutliche Besserung einsetzt!

Andere Verhütungsmittel

Dieses Thema kann für manche Vulvodynie-Patientinnen eine Herausforderung sein: Wenn Sie zu den Frauen gehören, für die „die Pille" nicht infrage kommt, sind auch Hormonimplantat und Vaginalring keine Alternativen, sofern sie aus den oben beschriebenen hormonellen Wirkstoffen zusammengesetzt sind.

> **!** Bei provozierter Vestibulodynie kann bereits das Einführen eines Verhütungs-Vaginalrings in die Scheide sehr schmerzhaft sein!

Die Spirale kann zu stärkeren und schmerzhafteren Regelblutungen führen, wobei die Vulvodynieschmerzen dadurch ebenfalls gesteigert werden können. Zudem kann es bei einer liegenden Spirale möglicherweise leichter zu Infektionen kommen, die sich in schweren Fällen auf das ganze Becken ausbreiten können.

Das Diaphragma kommt als Verhütungsmittel für Vulvodynie-Patientinnen nicht infrage. Der Ring des Diaphragmas übt Druck auf den Blasenhals aus, wodurch Blasen- (und Scheiden-)Infektionen ausgelöst werden können, aber er kann möglicherweise auch den Pudendusnerv und seine Äste reizen. Bei provozierter Vestibulodynie ist es ohnehin nicht möglich, das Diaphragma einzuführen.

Spermizide (samenabtötende Cremes) verursachen bei vielen Vulvodynie-Patientinnen Reizungen mit brennenden Schmerzen. Am wenigsten beeinträchtigend ist es, wenn der Partner Kondome benutzt. Diese sollten aber weder mit einem Gleitmittel beschichtet sein noch Spermizide enthalten und auch nicht aus Latex bestehen, wenn Sie gegen Latex allergisch sind.

Wenn kein Kinderwunsch (mehr) besteht, könnten sie mit Ihrem Partner über die Möglichkeit der männlichen Sterilisation sprechen. Dies ist ein kleiner chirurgischer Routineeingriff, bei dem die Samenleiter unterbrochen werden. Der Eingriff kann ambulant durchgeführt werden.

Schwangerschaft

Leider gibt es keine Studien zu Vulvodynie und Schwangerschaft, sodass man auf die Ergebnisse von Befragungen und Erfahrungsberichte zurückgreifen muss. Demzufolge empfiehlt es sich, schon in der Planungsphase der Schwangerschaft eine Therapieverlagerung hin zu nicht medikamentösen Behandlungsformen vorzunehmen und alternative Verfahren zu erlernen, wobei insbesondere Biofeedbacktraining während der gesamten Schwangerschaft durchgeführt werden kann.

! Die Fruchtbarkeit wird durch Vulvodynie nicht verändert.

Eine Phase mit weniger ausgeprägten Vulvodynie-Symptomen eignet sich für die Planung der Schwangerschaft, da Sex dann weniger problematisch ist. Bei schmerzhaftem Vaginalverkehr, aber auch um die Wahrscheinlichkeit einer Befruchtung generell zu erhöhen, testen Sie am besten mittels eines der vielen zur Verfügung stehenden Verfahren, wann die Zeit des Eisprungs ist. Dann können Sie den Zeitpunkt des Geschlechtsverkehrs planen.

Sollte Geschlechtsverkehr gar nicht möglich sein, kann auch der Frauenarzt das Sperma des Partners in die Scheide einführen. Dafür gibt es verschiedene Möglichkeiten, die Ihr Frauenarzt kennt. Wichtig ist, dass dies direkt am Tag des Eisprungs erfolgen muss. Eine Schwangerschaft bei Vulvodynie ist als solche keine Risikoschwangerschaft, die Therapie der Grundkrankheit, also der Vulvodynie, kann aber Probleme machen. Der Urin muss bei jeder Vorsorgeuntersuchung analysiert werden, da Blasenentzündungen in der Schwangerschaft häufig auftreten und man sie antibiotisch behandeln muss.

! Der Schwangerschaftsverlauf hat wenig Einfluss auf die Symptome.

Im letzten Drittel nehmen die Beschwerden zu, aber das ist bei jeder Schwangerschaft der Fall. Hier ist der Druck auf den Beckenboden mit einer möglichen Dehnung des Pudendusnervs am größten. Am meisten Probleme bereitet die medikamentöse Therapie, da nach Möglichkeit keine Medikamente in der Schwangerschaft eingenommen werden sollten. Die Alternative eines heißen Bades verbietet sich meist auch.

In dieser Zeit ist es daher ganz wichtig, dass Sie von einem kompetenten Frauenarzt betreut werden, der sich mit Vulvodynie auskennt und eventuell mit anderen Therapeuten eng zusammenarbeitet. Die Art der Geburt, auf natürlichem Weg oder per Kaiserschnitt, scheint keinen Einfluss auf den weiteren Verlauf von provozierter Vestibulodynie zu haben.

Die Dehnung von Vagina und Vulva duch die Entbindung kann manchmal sogar einen positiven Effekt auf die Beschwerden haben. Wenn man jedoch weiß, dass der Pudendusnerv bereits geschädigt bzw. eingequetscht ist, sollte über die Möglichkeit einer Entbindung mittels Kaiserschnitt diskutiert werden, um eine weitere Schädigung zu verhindern. Früher wurde fast routinemäßig bei jeder Entbindung ein Dammschnitt durchgeführt, heute ist man zurückhaltender, zumal Schädigungen des Pudendusnervs infolge des Schnitts möglich sind. Außerdem kann die dadurch entstehende Narbe einen Kreislauf von Überempfindlichkeit oder Reizung, Schmerzentstehung und Verkrampfung auslösen. Zangenentbindungen sollten vermieden werden.

Nach der Geburt folgt für viele Vulvodynie-Patientinnen meist eine beschwerdefreiere Zeit, vor allem, solange sie noch stillen, vermutlich infolge der noch anhaltenden höheren Östrogenspiegel. Sollte infolge der absinkenden Östrogenmenge nach der Geburt eine Trockenheit im Bereich von Vagina und Vulva auftreten, kann eine östrogenhaltige Creme angewendet werden.

Da Verkrampfungen des Beckenbodens nach der Entbindung auftreten können, ist Biofeedbacktraining in der Schwangerschaft besonders wichtig, um die bewusste Entspannung zu erlernen, aber auch, um den durch Schwangerschaft und Entbindung oft geschwächten Beckenboden zu stärken.

Wechseljahre

Wenn Sie Gelbkörperhormon (Gestagen) tolerieren, ohne dass die Symptome zunehmen, können Sie gemeinsam mit Ihrem Frauenarzt entscheiden, welches Hormonersatzpräparat für Sie infrage kommt. Diese Präparate sind im Allgemeinen aus einem natürlichen Östrogen- und einem Gelbkörperhormon (Gestagen) zusammengesetzt. Nur Frauen, deren Gebärmutter entfernt wurde, können auf das Gestagen verzichten.

Eine Alternative können möglicherweise gewebespezifische Wirkstoffe wie Tibolon sein. Dessen hormonell wirksame Substanzen sind keine eigentlichen Östrogene oder Gestagene, sondern setzen lediglich an den entsprechenden Zellrezeptoren an. Auch Ospemifen (ein sogenannter selektiver Estrogen-Rezeptor-Modulator) kann bei östrogenbedingten Rückbildungserscheinungen an Vulva und Vagina eingenommen werden, da er keine Wirkung auf das Gewebe der Brustdrüsen und der Gebärmutterschleimhaut hat. Allerdings treten als Nebenwirkung häufiger Hefepilzinfektionen auf.

Viele Vulvodynie-Patientinnen bemerken eine Zunahme der Symptome durch die fehlende Wirkung der Östrogene an Scheide, Harnröhre und Blase. Wenn sonst keine oder nur wenig Wechseljahrbeschwerden vorhanden sind, reicht es oft aus, wenn das Östrogen Estriol, das speziell auf diesen Bereich wirkt, in Form von Creme oder Scheidenzäpfchen verabreicht wird. Die Creme ruft im Allgemeinen weniger Reizerscheinungen hervor.

Auch eine Creme, die sowohl Östrogen als auch Testosteron enthält, kann gelegentlich nützlich sein, wenn zudem die Libido (das sexuelle Verlangen) herabgesetzt ist. Manchmal hilft auch bereits das Auftragen von reinem Vitamin-E-Öl auf die Vulva.

Es konnte nachgewiesen werden, dass der Östrogenmangel in der Menopause bei etlichen Frauen zeitlich mit dem Auftreten der Schmerzen im Vulvovaginalbereich zusammenhängt. Der Östrogenmangel kann wie der Auslöser für das Entstehen einer PVD wirken, und man findet bei der Untersuchung von Gewebe aus dem Vestibulum deutlich vermehrte bestimmte weiße Blutzellen (Lymphozyten) sowie Mastzellen, was beides auf ein entzündliches Geschehen hinweist. Dies kann wiederum zur Ausbildung weiterer Nervenfasern im Vestibulum und damit zu einem Teufelskreis führen. Dann sollten zusätzlich zum Hormonersatz auch die anderen Therapien zur Behandlung der PVD zum Einsatz kommen.

Hormone wirken individuell!

Der Einfluss der weiblichen Sexualhormone bei Vulvodynie ist eine individuelle Sache. Hormone beeinflussen Vulvodynie zwar, ihre Auswirkungen können aber von Frau zu Frau unterschiedlich sein. Bestimmte orale Kontrazeptiva („die Pille") können eine provozierte Vestibulodynie mitverursachen und dürfen in diesem Fall nicht mehr eingenommen werden.

Kurz zusammengefasst:

Meist üben Gestagene (Gelbkörperhormon) generell einen eher ungünstigen Einfluss aus. Schwangerschaft und Wechseljahre sind infolge der hormonellen Veränderungen gesonderte Situationen.

Kapitel 8
Vulvodynie und Sexualität

Sexualität ist ein normaler Bestandteil des Lebens. Wie jede andere chronische Erkrankung kann Vulvodynie den Umgang mit Sexualität verändern und damit die Beziehung zwischen Ihnen und Ihrem Partner belasten. Im Gegensatz zu anderen chronischen Krankheiten, bei denen Sie das Gespräch über Sex aber eventuell vermeiden können, ist dies bei Vulvodynie unmöglich.

Denn entweder leiden die Frauen mit provozierter Vestibulodynie unter Dyspareunie, was soviel bedeutet wie „schmerzhafter Geschlechtsverkehr", der sehr oft auch gar nicht mehr möglich ist. Oder die Frauen, die an generalisierter Vulvodynie leiden, können zwar Geschlechtsverkehr ausüben, erfahren aber danach oft heftigste Schmerzen. Am häufigsten ist bei ihnen die sogenannte „tiefe Dyspareunie", das heißt, der Schmerz wird im Becken empfunden. Die Schmerzen beim Sex können also während des Vorspiels, während des Eindringens des Penis, während des vaginalen Verkehrs, während des Orgasmus oder nach dem Verkehr auftreten.

Wie kann Vulvodynie Ihre Beziehung beeinflussen?

Vulvodynie verstärkt die Kommunikationsprobleme, die jede(r) beim Thema Sexualität hat, zum Beispiel: Wie kann ich mit meinem Partner über Sex sprechen? Was kann ich tun, um meinem Partner zu gefallen? Wie zeige ich meinem Partner, was mir gefällt und was nicht?

Die wichtigste Voraussetzung, um Sexualität bei Vulvodynie zu „managen", ist daher die gute Kommunikation zwischen Ihnen und Ihrem Partner. Ihr Partner muss wissen, was für Sie gut ist und was Ihnen weh tut, damit er sich danach richten kann. Er muss wissen, dass ein „Nein" von Ihnen nicht bedeutet, dass Sie ihn nicht mehr lieben. Werden Sie sich klar darüber, was Sex für Sie beide bedeutet, wie oft jeder von Ihnen Sex wünscht. Was beinhaltet „guter" Sex für jeden von Ihnen? Was ist für Sie schmerzhaft, was ist gut? Gibt es andere Wege, die „guten" Gefühle zu erreichen?

Gehen Sie Missverständnissen auf den Grund, sprechen Sie offen miteinander! Nur so können Sie zum Beispiel Schuldgefühle auf beiden Seiten vermeiden: Ihre eigenen, weil Sie meinen, Ihrem Partner nicht mehr genug „bieten" zu können, und die Ihres

Partners, der sich schuldig fühlt, an Sex zu denken, während Sie Schmerzen haben. Entwickeln Sie miteinander ein „Programm", mit dem Sie nach und nach wieder zu einer für beide befriedigenden Sexualität gelangen können!

Wenn Sie diese Herausforderung gemeinsam meistern, werden Sie und Ihr Partner sich wieder näher verbunden fühlen.

Sie sind nicht alleine, wenn Sie an Vulvodynie leiden und die Probleme im Sexualleben und die zwangsläufig damit für beide Partner daraus entstehenden psychischen Probleme nicht bewältigen können! Suchen Sie sich unbedingt professionelle Hilfe bei einem Sexualtherapeuten! Als besonders geeignet hat sich die kognitive Verhaltenstherapie für Paare erwiesen: Beide Partner zeigen nach einer solchen Therapie deutliche Verbesserungen beim Umgang mit dem Schmerz, mit Ängsten und depressiven Phasen.

Wodurch entsteht der Schmerz beim Sex?

Die Schmerzen entstehen bei Patientinnen mit provozierter Vestibulodynie durch den Schmerzkreislauf, der bei Berührung des Vestibulums durch die Nervenfasern ausgelöst wird. Bei Patientinnen mit generalisierter Vulvodynie wird der Pudendusnerv durch den Geschlechtsverkehr direkt gereizt. Bei beiden Vulvodyniearten kann Schmerz zusätzlich durch die Beckenbodenmuskeln verstärkt werden. Manchmal sind die Muskeln so verkrampft, dass schon das Eindringen des Penis nicht möglich ist. Wenn man dies einmal erlebt hat, kann ein Teufelskreis in Gang gesetzt werden.

Aus Angst vor den möglichen Schmerzen verkrampfen die Beckenbodenmuskeln von vornherein. Der Penis stößt praktisch an eine „Muskelwand", was noch mehr Schmerz auslöst und, sofern überhaupt noch möglich, die Muskeln noch weiter verkrampfen lässt.

Wie kann man den Schmerzen beim Sex vorbeugen?

Es gibt nicht nur vaginalen Sex!

Wenn vaginaler Geschlechtsverkehr zu schmerzhaft oder nicht möglich ist, gibt es eine Menge Alternativen: „Knuddeln" Sie, sprechen Sie miteinander über Ihre Phantasien, sehen Sie sich gemeinsam erotische Videos an, küssen Sie sich von Kopf bis Fuss, baden Sie zusammen, massieren Sie sich gegenseitig am ganzen Körper, praktizieren Sie (gegenseitige) Selbstbefriedigung oder oralen Sex, üben Sie Verkehr mit dem Penis zwischen Ihren Oberschenkeln aus.

Experimentieren Sie vielleicht auch mit asiatischen Sexpraktiken wie Tao oder tantrischem Yoga, die sehr viel vorsichtiger und langsamer ausgeübt werden.

Benutzen Sie viel Gleitmittel!

Wenn Sie vaginalen Verkehr planen, wenden Sie eine große Menge Gleitmittel an. Es sollte ein Gleitmittel auf wasserlöslicher Basis sein, wobei Sie zunächst einmal herausfinden müssen, ob das Mittel Ihre Vulva und Harnröhre reizt. Verteilen Sie das Gleitmittel über den ganzen Vulvabereich und am Scheideneingang.

Tipp: Etliche Frauen, die an Vulvodynie leiden, haben die Erfahrung gemacht, dass das Benutzen spezieller, nicht aus Latex bestehender Kondome vorteilhaft ist. Diese sehr dünnen, mit einem speziellen, wasserlöslichen und nicht spermiziden Gleitmittel befeuchteten Kondome dienen dabei nicht der Verhütung, sondern scheinen Reizungen durch den Geschlechtsverkehr, die eventuell auch durch die Samenflüssigkeit bedingt sein können, und Schmerzen vorzubeugen.

Kombinationstherapie

In den USA wird Frauen, die Schmerzen beim Eindringen des Penis und beim Sex haben, die sogenannte OVERcome-Therapie empfohlen: OV steht für die Benutzung von reinem Olivenöl in der Scheide, E steht für „vaginal exercises", also Übungen zur Entspannung der speziell um die Scheide befindlichen Beckenbodenmuskulatur, und R steht für diesen Buchstaben bei „Moisturize R", also den großzügigen Gebrauch eines Gleitmittels. Achtung: Nicht jede von Vulvodynie betroffene Patientin kann Olivenöl vertragen!

Lassen Sie sich Zeit!

Wie Sie wissen, ist der Schmerz umso stärker, je verkrampfter die Beckenbodenmuskulatur ist. Das heißt, Sie sollten Ihre Beckenbodenmuskulatur möglichst vor dem Verkehr entspannen. Das hört sich gut an, ist aber manchmal gar nicht so einfach. Wenn Sie Biofeedbacktraining betreiben, wird es Ihnen wesentlich leichter fallen, diese Muskeln aktiv zu entspannen.

Sie können auch versuchen, eine Wärmflasche für 10 Minuten vor dem Sex auf den Beckenboden, also zwischen Ihre Oberschenkel auf den Dammbereich, zu legen. Beginnen Sie dann ganz langsam und vorsichtig mit dem Eindringen des Penis, und lassen Sie Ihren Partner alle Bewegungen erstmal „in Zeitlupe" ausführen. Teilen Sie Ihrem Partner mit, wenn Sie Schmerzen verspüren und er aufhören muss oder aber, wenn Sie keine Schmerzen haben, dass er tiefer eindringen darf.

Tipp: Wenn Sie verständlicherweise Angst davor haben, dass durch das Eindringen des Penis erneut starke Schmerzen hervorgerufen werden könnten, könnte Üben mit Vaginaldilatoren helfen. Diese penisförmigen Hilfsmittel, die es in unterschiedlicher Dicke gibt, können Sie benutzen, um in aller Ruhe selbst auszutesten, wie weit Sie sich „vorwagen“ können. Das kann auch helfen, eine psychische Barriere zu überwinden.

Finden Sie die richtige Position!

Es gibt nicht „die“ ideale Position für Vulvodynie-Betroffene. Jedes Paar weist andere anatomische Voraussetzungen auf. Erfahrungen haben jedoch gezeigt, dass bei der „Missionarsstellung“ oft zuviel Druck auf die Umgebung der Harnröhre ausgeübt wird oder der Penis den Pudendusnerv in dieser Position besonders reizt. Wenn die Frau auf ihrem Partner sitzt, hat sie dagegen bessere Kontrolle und kann den „Eindringwinkel“ selbst steuern. Auch Verkehr von hinten übt weniger Druck auf Harnröhre und Blase aus.

Kommen Sie schnell zum Orgasmus!

Sie sollten möglichst stark erregt sein, bevor der Penis in die Scheide eindringt, um rasch zum Orgasmus zu gelangen. Zu viel und zu lange Reibung kann Schmerzen verursachen.

Praktizieren Sie keinen Sex während akuter Schmerz-„Anfälle“!

Zu manchen Zeiten, häufig ein bis zwei Wochen vor der Menstruation, können die Symptome „aufflammen“. Vermeiden Sie in dieser Zeit vaginalen Verkehr, da sich die Symptome sonst weiter verschlimmern könnten.

Was ist nach dem Sex sinnvoll?

Nehmen Sie nach dem Verkehr ein warmes Sitzbad. Das ist meist besser als Waschen des Geschlechtsbereichs, weil dadurch oft zu viel Reibung an den ohnehin gereizten Stellen entsteht. Oder, wenn es Ihnen damit besser geht, legen Sie ein Kälte-Pack für 10 Minuten auf Vulva und Damm (eventuell in einen Waschlappen einwickeln, damit es nicht zu kalt ist!). Wenn Ihnen Kälte „danach“ gut tut, können Sie auch die Fingerlinge von Einmalhandschuhen mit Wasser füllen, einfrieren und dann in die Scheide einführen.

Trauen Sie sich!

Manche Vulvodynie-Patientinnen vermeiden Sex auch in Zeiten, wenn es ihnen besser geht. Sie haben Angst, dass die Symptome wieder auftreten und schlimmer werden könnten, oder dass sie dadurch einen Vulvodynie-„Anfall" auslösen könnten.

Trauen Sie sich in solchen Phasen, wieder mit sexuellen Aktivitäten zu beginnen! Solange Sie nicht sofort Aktivitäten in einer Intensität wie „in Ihren besten Zeiten" entfalten, sondern die Sache langsam und schrittweise angehen, wird es Ihnen sehr wahrscheinlich gut dabei gehen. Wenn es doch zu einer Verschlimmerung der Symptome kommen sollte, klingen diese in solchen allgemein „guten" Phasen meist rasch wieder ab.

urz zusammengefasst:

Die Sexualität ist bei beiden Vulvodynieformen ein Lebensbereich, der durch die Erkrankung ganz besonders beeinträchtigt ist. Es gibt viele Hilfsmaßnahmen und Möglichkeiten, dennoch sexuell aktiv zu bleiben. Kognitive Verhaltenstherapie bei einem geschulten Sexualtherapeuten kann für beide Partner sehr hilfreich sein.

Kapitel 9
Weitere unterstützende Therapieverfahren

Es gibt einige Therapieverfahren, die nichts mit der Einnahme von Medikamenten, Injektionen und chirurgischen Maßnahmen zu tun haben. Die Wirksamkeit dieser Verfahren ist (noch) nicht durch Studien bewiesen, aber die Erfahrungen vieler Vulvodynie-Patientinnen sollen Ihnen nicht vorenthalten werden.

Biofeedbacktraining

Wie Sie bereits wissen, sind bei vielen Vulvodynie-Patientinnen Verkrampfungen des Beckenbodens vorhanden. Sie können mittels Biofeedbackverfahren lernen, die Muskeln des Beckenbodens gezielt zu entspannen. Lesen Sie dazu (nochmals) das Kapitel über die Beckenbodenmuskulatur durch.

Am günstigsten wäre es, wenn Sie das Biofeedbacktraining zunächst unter Anleitung eines erfahrenen Therapeuten erlernen und dann gelegentlich kontrollieren lassen, ob Sie alles richtig machen. Anfangs können die Symptome sich verschlechtern, nach einigen Behandlungen sollte eine Besserung eintreten. Einige Frauenärzte und Urologen arbeiten mit Herstellern von Biofeedback-Geräten zur Behandlung von unwillkürlichem Urinverlust zusammen. Die Geräte können jedoch ebenso zum Erlernen der gezielten Muskelentspannung eingesetzt werden.

Um die Übung zu intensivieren, bieten einige Firmen Leasingmöglichkeiten für ihre Geräte an, sodass Sie täglich zuhause üben können. Sprechen Sie mit Ihrem Frauenarzt über diese Möglichkeit!

Physikalische Therapie

Einzelne physikalische Therapiemethoden können für viele IC-Patientinnen (siehe Seite 174) äußerst hilfreich sein, besonders, wenn Verkrampfungen der Beckenbodenmuskulatur vorhanden sind. Eine spezielle Massageform ist die sogenannte myofasziale Therapie. Ziel ist es, verhärtete Strukturen im Bindegewebe und in der Muskulatur zu lösen. Bei Frauen wird dies, wenn es um den Beckenboden und dessen umhüllende bindegewebige Strukturen geht, durch die Scheide ausgeführt. Dabei sollten Sie darauf achten, dass die Massage sehr sanft ausgeübt wird, da eine kräftige Massage in der Umgebung von Entzündungen nicht angebracht ist.

Tiefe myofasziale Massagen können dagegen in der verhärteten Umgebung von Gelenken wie dem Hüftgelenk durchgeführt werden. Dasselbe gilt für eine osteopathische Therapie (siehe unten), bei der in diesem Fall die muskuläre und knöcherne Beckenstruktur wieder normalisiert werden soll. Auch hier ist sanftes Vorgehen wichtig. Tiefer behandelt werden sollten bestimmte Muskeln, die an den Lendenwirbeln entspringen, durch das Becken verlaufen und am Hüftgelenk ansetzen (Psoasmuskel und Piriformismuskel).

Osteopathische Behandlung bei Schmerzen im Becken

Erfahrene Osteopathen können herausfinden, ob bestimmte Skelettmuskeln, die den Beckenbereich durchlaufen, zur Entstehung von Schmerzen in diesem Bereich beitragen. Dieser Schmerz wird myofaszialer Schmerz oder muskuloskelettaler Schmerz genannt.

In den Skelettmuskeln gibt es überempfindliche Punkte, sogenannte Triggerpunkte. Man findet sie meist in tastbaren Knoten innerhalb eines straffen, bindegewebigen Haltebands. Diese Punkte schmerzen, wenn sie gedrückt werden, und können zu einem charakteristischen Schmerz sowie zu Fehlfunktionen der Muskeln und sogenannten „autonomen Phänomenen" – also sich selbst aufrechterhaltenden Erscheinungen – wie Änderungen der Muskeldurchblutung führen. Der sogenannte muskuloskelettale Schmerz, also der Schmerz, dessen Ursache in den Skelettmuskeln zu suchen ist, wird fast immer übersehen. Es handelt sich meist um einen dumpfen, schlecht zu lokalisierenden Schmerz. Er tritt meist nach dem Geschlechtsverkehr auf oder auch währenddessen und kann als hämmernder Schmerz bis zu 48 Stunden anhalten. Auch ein „Völlegefühl" in der Scheide kann auftreten.

! Bei der Suche nach einem erfahrenen Osteopathen wenden Sie sich am besten an eine osteopathische Gesellschaft, die Ihnen sagen kann, welcher Therapeut in der Behandlung von Schmerzen im Bereich des Beckens erfahren ist.

Bei der kraniosakralen Therapie geht es darum, die Funktion der harten Hirnhaut wiederherzustellen, die das Gehirn und das Rückenmark sackförmig umgibt und die Rückenmarksflüssigkeit enthält. Wenn diese Therapie von einem erfahrenen Therapeuten ausgeführt wird, können sich die Muskelschmerzen und die dadurch entstandenen Symptome bessern. Bei chiropraktischen Manövern ist es wichtig, dass der Therapeut eine Technik verwendet, die verspannte Muskeln und Bänder wieder dehnbarer macht, und Ihnen Übungen zeigt, wie Sie dies zuhause noch verbessern können.

! Bei allen physikalischen Therapiemaßnahmen ist es wichtig, einen Therapeuten zu finden, der individuell auf Ihre Beschwerden eingeht! Erkundigen Sie sich am besten bei den entsprechenden Vereinigungen, welcher Therapeut über Erfahrungen bei Patienten mit chronischen Schmerzen im Becken verfügt.

Akupunktur

Akupunktur gewinnt zunehmende Beliebtheit bei der Behandlung von chronischem Schmerz. Dünne Nadeln werden in bestimmte Bereiche des Körpers platziert, um den natürlichen Energiefluss in Gang zu setzen und die Körperabwehr zu stärken. Außerdem werden körpereigene Endorphine freigesetzt, die den Schmerz bekämpfen. Darüber hinaus soll die Verbesserung der Durchblutung helfen, mehr Sauerstoff und Nährstoffe in die Beckenorgane zu transportieren.

In den USA wird derzeit von wenigen Experten eine speziell auf Patientinnen mit Schmerzen im Beckenbereich ausgerichtete Form der Akupunktur angewendet, bei der über Infrarotlicht die Nadeln erhitzt werden. Die Ergebnisse an den bisher noch wenigen Betroffenen sind vielversprechend.

Wichtig ist ein sehr vorsichtiges Vorgehen, wobei nicht sofort die vulvaspezifischen Punkte genadelt werden sollten. Ständiger Kontakt zwischen Therapeut und Patientin ist wichtig! Zwei wöchentliche Behandlungen sind meist über einige Wochen notwendig, bevor Erfolge zu erwarten sind. Danach sollten die Behandlungen in regelmäßigen Abständen durchgeführt werden, um das erzielte Ergebnis aufrechtzuerhalten.

Schulmedizinische und alternative Therapien bei Vulvodynie

Die meisten Vulvodynie-Patientinnen suchen schulmedizinische Hilfe, sei es in Form von Medikamenten, Injektionen oder chirurgischer Therapie. Dies ist sicher auch der richtige Weg, der Erfolg verspricht.

Nicht immer reichen diese Maßnahmen aber für eine wünschenswerte Beschwerdeminderung aus. Deshalb sind viele Ärzte auch dankbar, wenn sie ihren Vulvodynie-Patientinnen noch andere Maßnahmen an die Hand geben können. Die Therapie kann und soll durchaus aus schulmedizinischen und anderen unterstützenden oder alternativen Verfahren bestehen. Oft besteht bei Arzt und Patientin auch das Gefühl, dass es sich bei Vulvodynie nicht „nur" um eine Erkrankung der Vulva handelt, sondern dass der ganze Mensch betroffen ist. Deshalb sind ganzheitliche Therapieansätze wichtig.

Keine Therapie, sei sie schulmedizinisch oder alternativ, wirkt jedoch bei allen Vulvodynie-Patientinnen! Erbanlagen, vorbestehende Verletzungen oder Erkrankungen, Lebensstil und Glaube können den Erfolg jeder Therapiemaßnahme mit beeinflussen.

Patientinnen mit schweren Symptomen sind naturgemäß zögerlicher gegenüber neuen Therapieversuchen, die möglicherweise die Symptome verschlechtern könnten. Umgekehrt sind Patientinnen mit leichteren Symptomen meist experimentierfreudiger. Ein guter Arzt und Therapeut wird Ihnen niemals versprechen, dass er Sie heilen kann, und wird die Tatsache akzeptieren, dass Sie eine körperliche Erkrankung haben, die schwierig zu behandeln ist. Insbesondere sollten Sie jeder „New-Age"-Behandlung im Hinblick auf unrealistische Ziele skeptisch gegenüberstehen!

Stressreduzierung

Nahezu alle Vulvodynie-Patientinnen haben die Erfahrung gemacht, dass Stress ihre Symptome zum Teil erheblich verschlechtern kann. Das kann körperlicher Stress sein, wenn Sie sich bei der Hausarbeit oder beim Sport überfordern. Es kann genauso gut psychischer Stress sein, wenn Sie sich zum Beispiel unter Druck gesetzt fühlen. Allein die Vorstellung einer vor Ihnen liegenden Aufgabe, bei der Sie sich fragen, wie Sie sie bewältigen sollen, löst oft genug Stress aus, um die Symptome sofort „anschwellen" zu lassen. Für diese enge Verknüpfung zwischen Stress und Symptomen gibt es zumindest zwei Erklärungen:

- Die bei Stress produzierten Hormone beeinflussen das sympathische Nervensystem, indem sie es weiter anregen. Bei provozierter Vestibulodynie – sekundär aber auch nicht selten bei generalisierter Vulvodynie – ist der Sympathikus aber ohnehin überaktiv.
- Es kommt zu einer unbewussten, reflexartigen Anspannung der Beckenbodenmuskulatur mit Beeinträchtigung der Nerven und Herabsetzung der Durchblutung der Beckenorgane.

Darüber hinaus schwächt Stress das bei etlichen Vulvodynie-Patientinnen ohnehin angeschlagene Immunsystem. Es ist daher sehr wichtig, dass Sie Methoden erlernen oder entwickeln, die Ihnen ermöglichen, Stress abzubauen oder gar nicht erst aufkommen zu lassen. Im Folgenden einige Vorschläge:

Hypnose

Hypnose ist ein tranceähnlicher Zustand, in dem man offener ist für suggestive Einflüsse (zum Beispiel, um mehr Kontrolle über die Schmerzen zu erlangen). Infolge dieser Offenheit ist man in der Lage, subjektive Wahrnehmungen zu ändern, die mit dem Schmerz verbunden sind. Diese Änderung von Denkmustern kann dazu beitragen, den Level der vom Gehirn ausgesendeten Schmerzsignale zu dämpfen. Eine gute Hypnosetherapie kann viel zu einem besseren Stressmanagement und zur allgemeinen Muskelentspannung beitragen.

Autogenes Training (AT)

AT ist eine altbewährte Methode der Selbstberuhigung. Sie lernen dabei, Gefühle der Schwere, Wärme und Ruhe hervorzurufen, die zu einem körperlichen Wohlgefühl führen. Durch Selbstsuggestion, also indem Sie sich selbst beeinflussen, wird ein Zustand der tiefen Entspannung und Ruhe und damit der Erholung erreicht. Darüber hinaus ist über das sogenannte vegetative Nervensystem eine positive Beeinflussung aller Organe möglich. Sie sollten AT unbedingt unter fachkundiger Anleitung erlernen, wie sie zum Beispiel in Kursen der Volkshochschulen angeboten wird. Sind Sie erst einmal geübt, können Sie Ihr tägliches AT alleine ausüben, wann und wo immer Sie möchten.

Progressive Muskelrelaxation

Diese Methode ist wesentlich leichter zu erlernen als AT. Es geht darum, alle Muskelgruppen willkürlich in einer bestimmten Reihenfolge und für eine bestimmte Zeitdauer stark anzuspannen, und anschließend die Spannung wieder vollständig „loszulassen". Auch dieses Verfahren sollten Sie sich in einer Unterrichtsgruppe aneignen. Später können Sie es, zum Beispiel unterstützt durch eine entsprechende CD oder Audiodatei, gut alleine durchführen. Dieses Verfahren hat schon vielen Patienten mit Problemen im Genitalbereich geholfen.

„Richtiges" Atmen

Kann man denn „falsch" atmen? Ja, vor allem Frauen setzen oft eine sehr oberflächliche Atmung ein, bei der das Zwerchfell kaum bewegt wird. Bewusstes, tiefes und ruhiges Atmen, bei dem das Zwerchfell eingesetzt wird, um die Luft in die Lunge hineinzuziehen und wieder abzugeben, hat einen generell beruhigenden Effekt auf das Nervensystem. Es fördert darüber hinaus die Muskelentspannung. Die Empfehlung, „erstmal tief durchzuatmen", ist also sehr sinnvoll!

Yoga und Tai-Chi

Es existieren verschiedene Formen von Yoga, wobei die meisten Zwerchfellatmung und Meditation beinhalten. Dehnungsübungen und muskelkräftigende Übungen werden durch das Ausführen verschiedener „Positionen" erlernt. Bei Tai-Chi werden langsame, mit der Atmung koordinierte Bewegungsabläufe erlernt, die auch einen meditativen Charakter haben. Sprechen Sie auf jeden Fall mit Ihrem Trainer darüber, dass er Ihnen Techniken zur Entspannung der Beckenmuskeln zeigt. Wenn Sie das Gefühl haben, dass Ihnen bestimmte Übungen nicht gut tun, lassen Sie diese weg! Auf keinen Fall sollten Sie Übungen machen, die zu einer Dehnung des Pudendusnervs führen! Suchen Sie sich daher einen sehr erfahrenen Therapeuten und sprechen Sie dieses Problem an.

Ernährung

Manche Frauen, die von Vulvodynie betroffen sind, bemerken, dass bestimmte Nahrungsmittel ihre Schmerzen verstärken und dass es ihnen besser geht, wenn sie diese vermeiden. Beispielsweise essen einige Frauen keine säurehaltigen oder stark gezuckerten Nahrungsmittel. Für die früher vermutete Rolle oxalathaltiger Nahrungsmittel konnte kein Beweis erbracht werden. Es gibt insgesamt keine allgemein gültigen Empfehlungen zur Ernährung von V-Betroffenen oder auf die positive Wirkung einer bestimmten Diät.

Wenn Sie selbst testen wollen, ob eine Nahrungsmittelempfindlichkeit besteht, sollten Sie jeweils ein Nahrungsmittel weglassen und einige Zeit beobachten, wie es Ihnen damit geht. Am besten notieren Sie dies in einem „Tagebuch“, um etwaige Verbindungen zwischen Nahrungsmitteln und Schmerzausprägung herauszufinden.

Massagen

Eine Ganzkörpermassage kann sehr entspannend sein, wenn sie entsprechend ausgeführt wird. Bestimmte asiatische Massagetechniken scheinen besonders entspannend zu wirken. Wichtig ist die richtige Mischung von Druck und Wiederholung bei den Massagebewegungen. Wenn es sich für Sie „falsch“ anfühlt, dann ist es auch falsch – scheuen Sie sich nicht dies der Masseurin mitzuteilen!

Psychologische Therapie

Wenn Sie infolge der Erkrankung mit Angstzuständen oder Panikattacken zu kämpfen haben, sollten Sie professionelle psychologische Hilfe in Anspruch nehmen. Es geht dann gezielt darum, Techniken zu entwickeln, mit deren Anwendung Sie gegen diese Zustände gewappnet sind. Wie bei der Sexualtherapie für Paare scheint auch hier die kognitive Verhaltenstherapie vorteilhaft zu sein.

Therapieziel

Oberstes Ziel aller Therapiemaßnahmen ist die Besserung Ihrer Symptome und damit eine Verbesserung Ihrer Lebensqualität. Eine komplette Rückbildung aller Symptome sollten Sie nicht erwarten; wenn Sie dennoch völlig beschwerdefrei werden, umso besser!

Je nachdem, ob Sie an provozierter Vestibulodynie oder an generalisierter Vulvodynie leiden, ist die Therapie unterschiedlich. Manche Medikamente – wie Antidepressiva oder Antiepileptika – werden aber bei beiden Formen eingesetzt. Auch die zusätzlichen Therapiemöglichkeiten und Selbsthilfemaßnahmen sind weitgehend dieselben. Am Anfang ist alles ungewohnt für Sie und Sie müssen sich in jeder Hinsicht neu orientieren. Aber auch wenn Sie es jetzt noch nicht glauben: Sie werden im Umgang mit Vulvodynie „routinierter", wissen dann, was Ihnen gut tut und was Sie vermeiden sollten und welche Therapiemaßnahmen Ihnen in der jeweiligen Situation am meisten nützen.

„Hausaufgaben" für Vulvodynie-Betroffene

Physikalische Therapeuten, die in der Behandlung chronischer Schmerzen im V-Bereich erfahren sind, geben ihren Patientinnen oft Anleitungen für Übungen oder Behandlungen, die zuhause durchgeführt werden können.

Bei provozierter Vulvodynie kann das beispielsweise „Stretching" der Scheide mittels eines Fingers beinhalten. Wenn dies vertragen wird, kann man langsam und vorsichtig einen kleinen Vaginaldilator benutzen und allmählich die Größe der Dilatoren steigern. Dadurch soll erreicht werden, dass die Angst, die oft mit dem Einführen von Tampons oder des Penis verbunden ist, abgebaut wird.

Ebenfalls bei provozierter Vulvodynie kann versucht werden, reines Vitamin E in Ölform auf die Vulva aufzubringen. Die tägliche Anwendung des Öls durch direktes Berühren des Damms und des Vestibulums kann möglicherweise helfen, die Überempfindlichkeit dieser Region zu mindern und die Toleranz für Berührungen zu steigern. Wie man weiß, sind Mastzellen und Nozizeptor-Nerven bei Frauen mit provozierter Vulvodynie in diesem Bereich vermehrt vorhanden. Die regelmäßige Anwendung leichter Berührungen verbunden mit anderen Empfindungen wie leichten Vibrationen kann dazu beitragen, die Schmerzempfindung herabzusetzen: Durch die Berührungsempfindungen sollen die Schmerzsignale sozusagen „überlagert" werden.

Bitte beachten Sie: Es sollte in jedem Fall zunächst sehr vorsichtig ausgetestet werden, ob das Öl vertragen wird oder Reizungen hervorruft. Wenn dies der Fall ist – auch bereits bei kleinsten Reizungen – darf kein Öl verwendet werden!

Kurz zusammengefasst:

Schmerz beeinflusst Körper, Seele und Geist. Deshalb müssen alle Komponenten behandelt werden. Geeignet sind viele physikalische Therapien, Akupunktur sowie stressreduzierende Verfahren.

Kapitel 10
Selbsthilfetipps

Abgesehen von der medizinischen Behandlung gibt es einige unterstützende Maßnahmen, die Sie selbst anwenden können, um den Schmerz zu erleichtern und künftigen Reizungen vorzubeugen. Selbst wenn Sie Ihre Symptome unter Kontrolle haben, sollten Sie diese Richtlinien weiter befolgen.

Kleidung und Wäsche

- Tragen Sie ausschließlich weiße Baumwollslips.
- Tragen Sie keine Strumpfhosen aus Synthetik oder schneiden Sie die Strumpfhosen im Schritt aus.
- Tragen Sie keine Tangaslips.
- Wechseln Sie feuchte Bade- oder Trainingsbekleidung so rasch es geht.
- Tragen Sie lose, locker fallende, nicht einengende Hosen.
- Benutzen Sie dermatologisch getestete Waschmittel.
- Spülen Sie Ihre Slips nochmals oder mehrmals nach der Maschinenwäsche in klarem Wasser.
- Benutzen Sie keinen Weichspüler.

Hinweis: Eine neue Studie zeigt, dass Slips aus einer Faser namens DermaSilk bei verschiedensten Hauterkrankungen (wie Allergien, Ekzemen, Pilzerkrankungen, Lichen) die Beschwerden deutlich besserten. Dies scheint auch bei Vulvodynie der Fall zu sein. Es handelt sich um eine speziell gewebte medizinische Seide mit eingearbeitetem antimikrobiellem Schutzfilm.

Hygiene

- Benutzen Sie weiches, weißes, ungebleichtes und unbehandeltes Toilettenpapier.
- Nehmen Sie lauwarme oder kühle Sitzbäder, um das Brennen zu dämpfen.
- Vermeiden Sie Shampoo im Vulvabereich.
- Benutzen Sie keine Schaumbäder, keine weiblichen Hygieneprodukte wie Puder, Seife und Cremes im Vulvabereich.

- Benutzen Sie keine Slipeinlagen. Wechseln Sie bei Bedarf lieber häufiger die Slips.
- Suchen Sie die Toilette auf, bevor die Blase ganz voll ist.
- Waschen Sie die Vulva ausschließlich mit lauwarmem, reinem Wasser. Tun Sie das nach jedem Urinieren.
- Vermeiden Sie Verstopfung, indem Sie ballaststoffreich essen, mindestens acht große Gläser Wasser täglich trinken und bei Bedarf ein Flohsamenprodukt wie Metamucil einnehmen.
- Benutzen Sie Tampons oder Binden aus 100 % Baumwolle.

Geschlechtsverkehr

- Benutzen Sie ein wasserlösliches Gleitmittel (siehe auch Tipp Seite 157).
- Fragen Sie Ihren Arzt nach der Verordnung eines örtlichen Anästhetikums (Betäubungsmittel). Es kann nach der Anwendung für einige Minuten brennen.
- Trinken Sie ein großes Glas Wasser vor dem Verkehr.
- Gehen Sie nach dem Verkehr zum Wasserlassen und waschen Sie die Vulva mit kaltem Wasser.
- Legen Sie Eis oder ein gefrorenes Gel-Pack aus der Apotheke, eingewickelt in ein kleines Handtuch, nach dem Verkehr für 20 Minuten auf die Vulva.

Training/Fitnessübungen

Es ist verständlich, dass Menschen mit chronischem Schmerz und depressiven Gefühlen dazu neigen, körperliches Training zu vermeiden. Sie sollten aber unbedingt versuchen, zumindest leichte körperliche Aktivitäten regelmäßig aufrecht zu erhalten, und zwar am besten täglich. Bereits kurze Spaziergänge ein- oder zweimal täglich tun gut.

- Vermeiden Sie Übungen, die direkten Druck auf die Vulva ausüben, wie Radfahren, Reiten, Motorradfahren. Wenn Sie gerne Fahrrad fahren, nutzen Sie einen speziellen Sattel, der keinen Druck auf Vulva und Damm ausübt.
- Begrenzen Sie Übungen, die mit Reibung im Vulvabereich verbunden sind (bevorzugen Sie z. B. Walking gegenüber Jogging).
- Legen Sie nach dem Training einen Eis-Pack (in ein Handtuch gewickelt) auf die Vulva.
- Erlernen Sie eventuell Yoga.
- Schwimmen Sie nicht in chloriertem Wasser.
- Meiden Sie Whirl-Pools.

Umgang mit der Krankheit

- Führen Sie Tagebuch darüber, was Ihnen hilft und was nicht.
- Schreiben Sie detailliert auf, welche Aktivitäten Sie ausüben, und die jeweiligen Auswirkungen auf die Symptome.
- Lesen Sie alles Verfügbare über Vulvodynie! Machen Sie sich selbst mit der Krank-

heit und den Behandlungsmöglichkeiten vertraut. Alles, was Sie ausprobieren, ist legitim, ganz egal, was andere sagen.

- Akzeptieren Sie Veränderungen an Ihrem Körper, seien Sie gut oder schlecht. Passen Sie sich an einige an, aber gewöhnen Sie sich nicht an solche, die nicht dauerhaft sein müssen.
- Scherzen Sie über die Krankheit, wann immer es möglich ist.
- Seien Sie offen für neue Therapien.
- Akzeptieren Sie die Krankheit als Realität, dann können Sie Ihre Energie darauf verwenden, sie zu managen, anstatt dagegen anzukämpfen.
- Übernehmen Sie die Verantwortung für Ihre Gesundheit.
- Suchen Sie nach speziellen Behandlungen.
- Lassen Sie nicht zu, dass die Krankheit die Herrschaft über Ihr Leben gewinnt.
- Suchen Sie psychotherapeutische Hilfe im Umgang mit Vulvodynie.
- Haben Sie immer etwas „in der Hinterhand" (z. B. alternative Therapien, Medikamente, Ergänzungsmittel).

Umgang mit sich selbst

- Sie haben Kraft und sind stark. Erinnern Sie sich regelmäßig daran!
- Schenken Sie Ihrer Körperpflege, Ihrer Frisur und Ihrer Kleidung Aufmerksamkeit; Sie fühlen sich dann besser.
- Nehmen Sie mehr Rücksicht auf SICH SELBST!
- Reduzieren Sie Ihre Arbeitslast, wo immer es geht. Arbeiten Sie „smarter".
- Setzen Sie sich klare Ziele, um im Umgang mit bestimmten Situationen Fortschritte zu machen.
- Seien Sie sich bewusst, dass Besserungen viel Zeit brauchen und von vielen äußeren Faktoren abhängen, nicht allein von Ihren Anstrengungen!
- Machen Sie Pläne.
- Überdenken Sie Ihre Aufgaben. Welche anderen Möglichkeiten gibt es, um sie zu erfüllen?
- Schaffen Sie sich einen ruhigen Ort, wohin Sie sich zurückziehen können.
- Reduzieren Sie Ihre Erwartungen von Perfektion an sich und andere.
- Schalten Sie öfter „einen Gang herunter".
- Denken Sie daran, dass es anderen noch schlechter geht.

Umgang mit Mitmenschen

- Lernen Sie, Ihre Bedürfnisse durchzusetzen.
- Werden Sie durchsetzungsfähiger im Umgang mit Ärzten.
- Meiden Sie schwierige Personen oder Situationen.
- Lernen Sie, NEIN zu sagen.
- Teilen Sie Aktivitäten mit anderen, vor allem solche, bei denen Sie lachen können.

Hören Sie auf sich selbst!

- Beobachten Sie sich und lernen Sie, darauf zu achten, was für Sie richtig und was falsch ist: Sie kennen sich und Ihren Körper am besten!
- Nehmen Sie sich und Ihre Erkrankung ernst und erwarten Sie dies auch von Ihrem Arzt/Therapeuten.

Ein „schlechter" Tag – Umgang mit depressiven Gefühlen

- Nehmen Sie Ihre Medikamente regelmäßig, nicht nur dann, wenn Sie es für angebracht halten.
- Unterbrechen Sie den Teufelskreis aus „schwarzen Gedanken", Inaktivität und Isolation: Damit Sie sich wieder besser fühlen, müssen Sie sich dazu überwinden, wieder aktiv zu werden und Menschen zu treffen, die Ihnen gut tun. Am Anfang sollten Sie sich kleine Ziele setzen, wie 5 oder 10 Minuten spazieren zu gehen oder ein kurzes Telefonat mit einer Freundin zu führen. Jede Aktion, und sei sie noch so gering, ist an solchen Tagen besser als untätig zu bleiben – sonst werden Sie immer deprimierter. Wenn Sie erst einmal kleine Ziele erreicht haben, können Sie größere Schritte tun, wie zum Beispiel sich mit einer engen Freundin zum Essen zu treffen (eine enge Freundin wird verstehen, wenn Sie kurzfristig absagen müssen). Auch wenn Sie mit Ihrem Partner über Ihr Befinden sprechen, ist es wichtig, dass Sie auch mit jemand anderem reden können, der nicht direkt involviert ist.
- Denken Sie daran, dass die ganz schlimmen Symptome nicht ewig anhalten. Sie haben schon Verbesserungen erfahren. Das ist jetzt nur eine vorübergehende Störung. Besserungen verlaufen nie geradlinig, sondern meist nach den Motto: Zwei Schritte vor und einen zurück!
- Es ist vollkommen in Ordnung, wütend über das zu sein, was mit Ihnen passiert, und der Wut Luft zu machen. Es ist genauso okay, zu weinen und manchmal in Selbstmitleid zu fallen!
- Wenn „schwarze" Gedanken aufkommen, sagen Sie laut STOPP! Stellen Sie sich vor, Sie hätten einen kleinen Schlüssel zu dem Bereich Ihres Gehirns, der leidet. Schließen Sie diesen Bereich zu, wenn Sie genug gelitten haben. Halten Sie die Vorstellung einer friedlichen, schönen Szene „auf Lager" und stellen Sie sich diese bei Bedarf vor.

Ablenkung von den Schmerzen

Jede Aktivität, die Ihre volle Konzentration fordert, ist hilfreich: seien es bewusste tiefe Atemübungen, das Lösen von Sudokus und Ähnliches oder jede andere konzentrierte Tätigkeit.

Natürlich ist klar, dass diese Form der Selbstablenkung bei schwerem Schmerz unrealistisch ist: Dann benötigen Sie Ihre Medikamente. Ablenkung durch Lesen oder ein Treffen zum Kaffee mit einer Freundin sind eher effektiv, wenn Ihr Schmerzlevel gering- bis mittelgradig ist.

Tipp: Machen Sie sich eine Liste mit Aktivitäten oder Dingen, die Sie mögen – Lieblingsmusik hören, Lieblingsfilme ansehen, Kreuzworträtsel oder andere ähnliche Rätselübungen, mit dem Haustier spielen. Beschäftigen Sie Ihre Hände mit Gartenarbeit, Töpfern, Malen ... was auch immer. Manchmal müssen Sie sich selbst einen Schubs geben und sich zu einer (kleinen) Aktivität überwinden, auch wenn Ihnen gar nicht „danach zumute" ist. Mit der Zeit wird Ihnen dies leichter fallen.

Wohltuendes für Körper und Seele

- Hören Sie Musik, die Ihrer Seele gut tut; machen Sie selbst Musik, singen Sie.
- Wenn es geht, suchen Sie Gesellschaft! Sprechen Sie mit jemandem, isolieren Sie sich nicht.
- Gehen Sie nach Möglichkeit Ihren üblichen Tätigkeiten nach.
- Nutzen Sie Eis- oder Hitze-Packs im Schritt und/oder am unteren Ende der Wirbelsäule. Wechseln Sie eventuell zwischen Kälte- und Wärmeanwendung.
- Vermeiden Sie Bewegungen und Sportarten, die Druck auf den Damm ausüben.
- Wenn es Ihnen hilft, machen Sie einen Spaziergang.
- Sprechen Sie mit jemandem; meditieren Sie.
- Legen Sie sich flach ins Bett.
- Reiben und massieren Sie empfindliche Punkte zwischen Wirbelsäule und Hüftgelenken, z. B. mit Arnika.
- Gönnen Sie sich eine Ganzkörpermassage.
- Ganz wichtig: Entspannen Sie bewusst Ihre Beckenbodenmuskulatur.
- Regelmäßiger und ausreichender Schlaf ist für Menschen mit chronischem Schmerz besonders wichtig. Wenn Sie Schlafstörungen haben, sollten Sie einen Spezialisten aufsuchen!

Haben Sie Geduld!

Denken Sie daran: Es ist nicht einfach, mit Vulvodynie zu leben und alles zu tun, um eine Besserung zu erreichen. Sie brauchen Kraft, Willensstärke, Disziplin und Ausdauer. Rückschläge gehören dazu. Werfen Sie in so einem Fall nicht alles hin! Viele andere Frauen haben bereits vor Ihnen diesen oftmals harten Weg beschritten und sie führen heute ein weitgehend normales Leben.
Das Zauberwort für alle Vulvodynie-Betroffenen lautet „Geduld“! Und: Seien Sie gut zu sich selbst!

Kurz zusammengefasst:

Bei Vulvodynie handelt es sich um ein chronisches, also langwieriges Schmerzgeschehen, mit dem man sich auseinandersetzen muss. Etliche Selbsthilfemöglichkeiten und -tricks können das tägliche Leben erleichtern.

Kapitel 11
Andere mögliche Begleiterkrankungen

Eine Überempfindlichkeit von Nerven ist zentraler Faktor bei Vulvodynie. Sowohl Veränderungen an den Nervenendigungen oder Schädigung von Beckennerven sind bei vielen Betroffenen zu finden als auch Fehlfunktionen im zentralen Nervensystem. Dafür sprechen nachweisbare Veränderungen in bestimmten Hirnbereichen.

Man weiß seit Jahren, dass einige andere chronische, mit Schmerzen verbundene Erkrankungen bei Vulvodynie-Betroffenen häufiger anzutreffen sind als bei nicht Betroffenen. Nun konnten bei einigen dieser anderen Erkrankungen gleiche oder ähnliche Veränderungen im Gehirn nachgewiesen werden, was für einen möglicherweise ursächlichen Zusammenhang spricht. Als Konsequenz aus diesen Erkenntnissen sollte daher bei jeder Frau, die von Vulvodynie betroffen ist, beim ärztlichen Gespräch auch nach möglichen Symptomen dieser anderen Erkrankungen geforscht werden.

Eine Auswertung von Studien zur möglichen Verknüpfung zeigte das folgende Ergebnis: Am häufigsten treten Allergien, das Reizdarmsyndrom, interstitielle Zystitis und überempfindliche Haut zusammen mit Vulvodynie auf. Sie gehen oft der Vulvodynie-Erkrankung voraus.

Interstitielle Zystitis: ein Syndrom, das von häufigem Wasserlassen, Harndrang und Schmerzen in Blase, Harnröhre und/oder Becken gekennzeichnet ist, tritt bei etwa 40 % aller Vulvodynie-Patientinnen in mehr oder weniger ausgeprägter Form auf.

Endometriose: Diese ebenfalls oft mit Schmerzen im Becken verbundene Frauenkrankheit wird bei Vulvodynie-Patientinnen häufiger entdeckt. Wenn beide Erkrankungen bestehen, ist es bezüglich der Beckenschmerzen oft schwierig zu beurteilen, was letztlich die Ursache hierfür ist.

Wer an Vulvodynie leidet, wird auch wahrscheinlicher an Fibromyalgie oder chronischem Müdigkeitssyndrom erkranken. Diese Erkrankungen kommen meist nach dem Auftreten von Vulvodynie hinzu. Vulvodynie-Patientinnen leiden ebenfalls häufiger an selteneren Erkrankungen wie Lupus erythematodes, Sarkoidose oder Hashimoto-Thyreoiditis. Umgekehrt haben Frauen mit Allergien, Migräne, Endometriose, Reizdarmsyndrom und Asthma eine höhere Wahrscheinlichkeit, an Vulvodynie zu erkranken, als die Durchschnittsbevölkerung.

Für die meisten dieser Erkrankungen ist keine eindeutige Ursache bekannt und es existieren keine Therapien, die eine Heilung herbeiführen könnten. Das statistisch eindeutig erwiesene häufige Zusammentreffen von Vulvodynie und diesen anderen Erkrankungen wirft daher die Frage auf, ob dem allem nicht ein gemeinsamer Defekt zugrunde liegt. Je mehr man über die Ursache(n) von Vulvodynie und den anderen hier aufgeführten Erkrankungen weiß, umso eher wird man auch der Antwort auf diese Frage näherkommen.

Während Allergien, Migräne und Asthma Erkrankungen sind, unter denen sich heutzutage jeder etwas vorstellen kann, ist das bei anderen dieser Begleiterkrankungen nicht der Fall. Es sind dies vor allem interstitielle Zystitis, Endometriose, Reizdarmsyndrom, Fibromyalgie und chronisches Müdigkeitssyndrom. Alle diese Erkrankungen treten überwiegend bei Frauen auf. Im Folgenden erhalten Sie deshalb einen Überblick über diese Erkrankungen.

Interstitielle Zystitis

Interstitielle Zystitis (IC) ist eine chronische entzündliche Veränderung der Blasenwand, wobei die Diagnose – ähnlich wie bei Vulvodynie – oft erst nach vielen Jahren oder im schlimmsten Fall gar nicht gestellt wird. Die Ursache(n) sind nicht genau bekannt. Es gibt etliche Theorien, wobei es sich wahrscheinlich am ehesten um eine sogenannte neurogene Entzündung handelt – eine Entzündung, die durch die Nerven verursacht wird; möglicherweise handelt es sich auch um einen Immundefekt.

Die Symptome

- Häufiges Wasserlassen, in schweren Fällen bis zu 60-mal pro Tag, wobei dies auch nachts auftreten kann,
- Harndrang – die Empfindung, dringend die Toilette aufsuchen zu müssen – welcher auch von Schmerzen, Druck oder Krämpfen begleitet sein kann,
- Schmerzen in Blase, Harnröhre, Scheide und/oder im gesamten Beckenbereich,
- häufig Schmerzen beim oder nach dem Geschlechtsverkehr.

Die Diagnose erfolgt, indem zunächst alle Erkrankungen auf gynäkologischem und urologischem Gebiet ausgeschlossen werden. Neben Selbsthilfemaßnahmen kommen Medikamente infrage, die den Wiederaufbau der Blasenschutzschicht fördern, sowie Medikamente gegen chronischen Schmerz wie Antidepressiva und Antiepileptika, in schweren Fälle auch Opiate. Ebenso werden Blaseninstillationen durchgeführt, bei denen verschiedene Medikamente in flüssiger Form in die Blase eingebracht werden. Auch elektrische Stimulation bestimmter Nervenbereiche ist möglich. (Siehe Buch zu Blasenentzündungen im Anhang.)

Endometriose

Endometriose bedeutet die Anwesenheit von Gebärmutterschleimhaut an Orten außerhalb der Gebärmutter. Die meisten Betroffenen sind zwischen 20 und 45 Jahren alt. Die Lokalisation der versprengten Gebärmutterschleimhaut kann sich im ganzen Beckenraum finden, aber auch in weit abgelegenen Körperbereichen wie der Lunge wurden schon Endometrioseherde gefunden.

Die Hauptsymptome sind

- schmerzhafte Regelblutungen (Dysmenorrhoe),
- schmerzhafter Geschlechtsverkehr (Dyspareunie) und
- andere Schmerzen im Becken.

Die Ausprägung der Schmerzen steht jedoch in keinem Zusammenhang mit dem Ausprägungsgrad der Endometriose.

Mögliche Ursachen

Es gibt mehrere Theorien über die Entstehungsursachen der Endometriose, wobei keine Theorie alleine die vollständige Erklärung liefert, wie

- Rückfluss von Menstrualblut,
- Umbildungen von embryonalen Strukturen,
- Versprengung von Gebärmutterschleimhaut auf dem Blut- oder Lymphgefäßweg.

Eine familiäre, erbliche Veranlagung ist erkennbar. Genetische Veränderungen und immunologische Defekte scheinen eine Rolle zu spielen. Insgesamt scheint die Entwicklung und das Weiterbestehen von Endometrioseherden östrogenabhängig zu sein.

Diagnose

Die Symptome sind ein erster, wichtiger Hinweis. Die körperliche Untersuchung ist im Allgemeinen völlig normal. Eine Ultraschalluntersuchung ist sinnvoll. Zur Zeit kann die Diagnose aber nur sicher gestellt werden, wenn im Rahmen einer Bauchspiegelung Gewebe aus verdächtigen Bereichen entnommen wird und sich bei der feingeweblichen Untersuchung Gebärmutterschleimhaut zeigt.

Therapie

Es gibt etliche medikamentöse – vor allem hormonelle – und chirurgische Behandlungsmöglichkeiten, wobei es immer auf die individuellen Beschwerden und Befunde ankommt.

Reizdarmsyndrom

Das Reizdarmsyndrom ist eine Erkrankung des Darmes, die sich in krampfartigen Bauchschmerzen, Aufgeblähtheit, Völlegefühl und Änderungen beim Stuhlgang äußert. Einige Betroffene leiden unter Verstopfung, andere unter Durchfällen, die oft mit dem Drang verbunden sind, sofort Stuhl zu entleeren. Etliche Betroffene erleiden beides. Manche Patienten verspüren krampfartige Schmerzen zusammen mit dem Drang, Stuhl zu entleeren, was ihnen jedoch nicht möglich ist.

Die Ursachen für das Reizdarmsyndrom sind unbekannt. Es liegt keine Entzündung vor, aber eine generelle Überempfindlichkeit der Darmschleimhaut. Diese reagiert bereits auf geringste Reize, wie zum Beispiel eine Gasansammlung, mit Schmerzen. Die nach einem bestimmten Muster verlaufenden Bewegungen von Dünn- und Dickdarm scheinen bei Reizdarmpatienten gegenläufig oder unkorrekt abzulaufen. Fetthaltige Nahrungsmittel, große Portionen bei den Mahlzeiten und Stress können die Symptome verschlimmern. Blutungen aus dem Darm, Fieber, Gewichtsverlust und permanenter schwerer Schmerz sind untypisch für das Reizdarmsyndrom. In solchen Fällen muss nach anderen Ursachen gesucht werden. Wie Vulvodynie ist auch das Reizdarmsyndrom eine Ausschlussdiagnose. Das bedeutet, dass Blut- und Stuhluntersuchungen, Darmspiegelungen mit Entnahme von Gewebeproben und Röntgenuntersuchungen unauffällig sein müssen, bevor diese Diagnose gestellt werden kann.

Chronisch entzündliche Darmerkrankungen wie Colitis ulcerosa oder Morbus Crohn treten bei Reizdarmpatienten nicht häufiger auf als in der Durchschnittsbevölkerung. Dasselbe gilt für Darmkrebs. Die Behandlung richtet sich nach den Symptomen, eine Standardtherapie gibt es nicht. Ballaststoffe oder mild abführende Mittel werden bei Verstopfung verordnet, ansonsten Medikamente gegen Durchfall. Krampflösende Medikamente oder Beruhigungsmittel können Erleichterung schaffen. Antidepressiva schienen aufgrund ihrer günstigen Eigenschaften bei der Schmerzbekämpfung oft hilfreich zu sein, jedoch muss beachtet werden, dass sie eine Verstopfung verstärken können.

Fibromyalgie

Fibromyalgie ist eine Erkrankung der Skelettmuskeln und des Bindegewebes. Der Ausdruck „Fibromyalgie" beschreibt generalisierten Muskelschmerz. Ähnlich wie Vulvodynie wurde auch Fibromyalgie erst vor etwa 15 Jahren als eigenständige Erkrankung wahrgenommen.

Neuen Erkenntnissen von Forschern der Universität Würzburg zufolge handelt es sich um eine Schädigung von kleinen Nervenfasern. Sogenannte kleinkalibrige, schmerzleitende Nervenfasern (small fibers), deren Endigungen in der Haut lokalisiert sind, sind für die Wahrnehmung von Schmerz und Temperatur verantwortlich. Diese Fasern sind bei Fibromyalgie objektiv nachweisbar geschädigt, sodass man von neuropathischem Schmerz sprechen kann.

Die Symptome sind Schmerzen im Bereich von Muskeln, Bindegewebe und Bändern, verbunden oft mit Überempfindlichkeit und Steifigkeit der betroffenen Bereiche. Grippeähnliche Empfindungen sind ebenfalls häufig. Die am häufigsten betroffenen Bereiche sind unterer Rücken, Nacken, Schultern, Brustkorb und Oberschenkel. Diese Symptome können an eine Arthritis erinnern oder sich wie eine Gelenkerkrankung anfühlen, entsprechende Befunde wie bei diesen Krankheiten konnten aber nie gefunden werden. Funktionseinbußen oder Behinderungen bestehen nicht. Fibromyalgie ist durch eine generelle Übersensibilität gekennzeichnet, sodass Änderungen von Gerüchen, Geräuschen, Druck, Vibrationen und Temperatur die Symptome verschlimmern können. Ein weiteres Kennzeichen ist Schlaflosigkeit, wodurch verhindert wird, dass der Körper sich wieder regenerieren kann. Die Muskelschmerzen kommen und gehen, wobei ständige Wiederholungen einer Muskelbewegung schmerzverstärkend wirken können.

Energiemangel, ständige Müdigkeit, Ängste und Depressionen, Spannungskopfschmerzen, Migräne, Reizdarmsymptome, prämenstruelles Syndrom, Kälteunverträglichkeit, Gleichgewichtsstörungen und Ruhelosigkeit in den Beinen können gleichzeitig auftreten. Die Diagnose beruht auf den Symptomen und möglicherweise Testverfahren der Funktion der kleinen Nervenfasern. Veränderungen bei Blut- oder Röntgenuntersuchungen sind nicht feststellbar. Andere Erkrankungen wie Schilddrüsenunterfunktion, rheumatische oder muskuläre Erkrankungen müssen ausgeschlossen werden.

Oft findet man bei Betroffenen sogenannte „tender points“ – also Punkte, die bei Druck überempfindlich oder schmerzhaft sind – und „trigger points“ – also Punkte, bei denen Druck zur Auslösung von Schmerzen in anderen Regionen führt. Die Muskeln an diesen speziellen Punkten erscheinen häufig verhärtet.

Die Behandlung richtet sich nach den Symptomen, da eine ursächliche Therapie nicht möglich ist. In erster Linie kommt die Behandlung mit trizyklischen Antidepressiva oder neueren Antidepressiva infrage, die von dreierlei Nutzen ist: Der Schlaf wird gefördert, die chronischen Schmerzen werden gemindert und die Stimmung wird aufgehellt.

Gegen den Muskelschmerz eignen sich muskelentspannende Mittel, die gleichzeitig auch den Schlaf fördern. Die üblichen Schmerzmittel wirken im Allgemeinen weniger gut oder gar nicht. Die „trigger points“ können mit lokalen Betäubungsmitteln unterspritzt werden. Biofeedback, Meditation, physikalische Therapie, Entspannungsübungen, Stressbewältigung, Gesprächstherapie, Akupunktur und vermehrte körperliche Aktivität sind Verfahren, die sehr hilfreich sein können. Schwimmen, Yoga und Tai-Chi sind gut geeignet, um die Fitness wieder aufzubauen.

Chronisches Müdigkeitssyndrom (CMS)

Das chronische Müdigkeitssyndrom weist viele Überschneidungen mit Fibromyalgie auf. 90 % der CMS-Patienten klagen über diffuse Überempfindlichkeit in der Muskulatur. Die Leidensgeschichte beginnt oft mit Symptomen wie bei einem grippalen Infekt, mit extremer Erschöpfung sowie Muskel-, Glieder- und Kopfschmerzen. Diese Symptome klingen aber nicht ab, sondern bleiben bestehen, oft über Jahre.

Nach einiger Zeit verschlimmern Schlafstörungen, Gedächtnislücken und Konzentrationsschwächen den Zustand der überwiegend weiblichen Patienten. CMS kann sich aber auch schleichend entwickeln, wobei sich eine beginnende Erschöpfung immer weiter verschlechtert.

Definition des CMS

Erstmalig auftretender Erschöpfungszustand, der länger als sechs Monate andauert, sich durch Ruhe nicht bessert und die Lebensqualität erheblich einschränkt.

Symptome

- Vermindertes Kurzzeitgedächtnis und Konzentrationsschwierigkeiten,
- Halsschmerzen,
- Muskelschmerzen,
- empfindliche Lymphknoten an Achseln und Hals,
- Gelenkschmerzen,
- Kopfschmerzen eines bisher nicht bekannten Typs,
- Zustandsverschlechterung nach Anstrengung,
- Schlafstörungen.

Krankheiten, die diese Symptome ebenfalls hervorrufen können, müssen sicher ausgeschlossen sein. Als Ursache wird ein Zusammenspiel von verschiedenen Faktoren beobachtet: erbliche Veranlagung, Veränderungen im Stoffwechsel der Nervenübertragungsstoffe im Gehirn, geschädigtes Immunsystem gemeinsam mit einer Virusinfektion. Die Schlüsselrolle des Immunsystems gilt dabei als gesichert.

Symptome des chronischen Müdigkeitssyndroms können bei Allergikern auch durch Getreide- und Milchprodukte ausgelöst werden. Die Behandlung richtet sich nach den Symptomen. Die Zufuhr therapeutischer Zytokine verbessert bei einigen Patienten die Symptome, Antidepressiva können ebenfalls helfen. Wenn sich der Zustand bessert, soll mit einem dosierten Muskeltraining begonnen werden.

Kurz zusammengefasst:

Etliche, meist mit chronischem Schmerz verbundene Erkrankungen treten ungewöhnlich häufig zusammen mit Vulvodynie auf. Bei den meisten Krankheiten kennt man die genaue Ursache nicht, sodass eventuell ein gemeinsamer Defekt zugrunde liegt.

Ausblick

Dank der Vereinigungen, in denen sich Vulvodynie-Patientinnen zusammengeschlossen haben, konnte ab Mitte der 1990er-Jahre viel auf dem Gebiet der Vulvodynie erreicht werden. Insbesondere die starken Vereinigungen in den USA rückten diese mysteriöse Erkrankung ins Blickfeld der Öffentlichkeit. In Zusammenarbeit mit politischen Institutionen und privaten Sponsoren wurden und werden erhebliche finanzielle Mittel für die Forschung zur Verfügung gestellt.

So konnte in dieser Zeit, die für die Forschung relativ kurz ist, sehr viel bewegt werden. Gerade in den letzten Jahren sind Wissenschaftler vieler Länder den Ursachen von Vulvodynie bedeutend näher gekommen. Es existieren verschiedene Behandlungen, die es den meisten Vulvodynie-Patientinnen ermöglichen, ein weitgehend normales Leben zu führen.

In Deutschland gibt es keine reine Vulvodynie-Selbsthilfeorganisation. Die Aufgabe, die betroffenen Frauen zu betreuen und Aufklärungsarbeit zu leisten, wird jedoch dankenswerterweise von der ICA-Deutschland mit übernommen. Die ICA-Deutschland e. V. Förderverein Interstitielle Cystitis, wurde gegründet, um Menschen, die an interstitieller Zystitis leiden, Hilfe und Unterstützung in allen Lebensbereichen zukommen zu lassen. Da sehr viele Frauen, die an interstitieller Zystitis erkrankt sind, gleichzeitig unter Vulvodynie leiden, wurde die ICA auch zur Selbsthilfeorganisation für Vulvodynie (Adresse siehe Anhang). Es ist zu hoffen – und alles deutet darauf hin! –, dass sowohl bei der noch genaueren Erforschung der Ursachen als auch bei der Entwicklung neuer Therapien, insbesondere im Bereich der Schmerzbekämpfung, in den kommenden Jahren ein Durchbruch gelingt.

Teil 3
Anhang

Kontakte und weitere Infos

ICA-Deutschland e.V. Förderverein
Interstitielle Cystitis
MICA – Multinational Interstitial
Cystitis Association
Jürgen Hensen
Untere Burg 21
53881 Euskirchen
Tel/Fax: 0163 9084493
www.ica-ev.de

NVA – National Vulvodynia Association
PO Box 4491
Silver Spring, MD 20914-4491, USA
Tel.: +1 301 299 0775
Fax: +1 301 299 3999
www.nva.org

Univ.-Prof. Dr. med. Michael Herbert
Klinische Abteilung für Spezielle
Anästhesiologie, Schmerz- und Intensivmedizin
Universitätsklinik für Anästhesiologie
und Intensivmedizin
Medizinische Universität Graz
Auenbruggerplatz 29
A-8036 Graz, Österreich

Univ.-Prof. Dr. med. Arndt van Ophoven
Leitender Arzt
Schwerpunkt Neuro-Urologie
Marien Hospital Herne
Universitätsklinikum der Ruhr-Universität Bochum
Widumer Str. 8
44627 Herne
Tel.: 02323 499 2391
Fax: 02323 499 2393
www.marienhospital-herne.de

Zentrum für Erkrankungen der Beckennerven – Klinik Hirslanden
Abt. für Neuropelveologie
Leiter: Prof. Dr. M. Possover
Witellikerstraße 40
CH-8032 Zürich
Tel.: +41 44 3872830
www.hirslanden.ch

Umfangreiche Recherchen zu IC und
Forum zu IC
www.ic-netforum.de

Bezug der Vaginalcremes
(verschreibungspflichtig):
Adler Apotheke
Mag. pharm. Dr. G. Haubold
Hauptstraße 44
83324 Ruhpolding
Tel.: 08663 8809-0
www.adlerapotheke-ruhpolding.de

Stichwortverzeichnis

A

B

C

D

E

F

G

H